Convivendo com o
Alzheimer
uma perspectiva holística sobre a doença

Dados Internacionais de Catalogação na Publicação (CIP)
(Jeane Passos de Souza – CRB 8ª/6189)

La Tourelle, Maggie
   Convivendo com o Alzheimer: uma perspectiva holística sobre a doença / Maggie La Tourelle; tradução de Milene Chavez. – São Paulo: Editora Senac São Paulo, 2017.

   Título original: The Gift of Alzheimer's.
   ISBN 978-85-396-1248-2

1. Doença de Alzheimer   I. Título.

17-523s   CDD – 362.19631
                                                MED102000

Índice para catálogo sistemático:
1. Doença de Alzheimer   362.19631

Convivendo com o Alzheimer

uma perspectiva holística sobre a doença

Maggie La Tourelle

Tradução: Milene Chavez

Editora Senac São Paulo – São Paulo – 2017

Administração Regional do Senac no Estado de São Paulo
Presidente do Conselho Regional: Abram Szajman
Diretor do Departamento Regional: Luiz Francisco de A. Salgado
Superintendente Universitário e de Desenvolvimento: Luiz Carlos Dourado

Editora Senac São Paulo
Conselho Editorial: Luiz Francisco de A. Salgado
  Luiz Carlos Dourado
  Darcio Sayad Maia
  Lucila Mara Sbrana Sciotti
  Jeane Passos de Souza

Gerente/Publisher: Jeane Passos de Souza (jpassos@sp.senac.br)
Coordenação Editorial/Prospecção: Luís Américo Tousi Botelho (luis.tbotelho@sp.senac.br)
  Márcia Cavalheiro Rodrigues de Almeida (mcavalhe@sp.senac.br)
Administrativo: João Almeida Santos (joão.santos@sp.senac.br)
Comercial: Marcos Telmo da Costa (mtcosta@sp.senac.br

Edição de Texto: Heloisa Hernandez e Luiz Guasco
Preparação de Texto: Heloisa Hernandez
Coordenação de Revisão de Texto: Luiza Elena Luchini
Revisão de Texto: Angelo Gabriel Rozner, Kimie Imai, Karinna A. C. Taddeo, Janaina Lira
Projeto Gráfico e Editoração Eletrônica: Thiago Planchart
Imagem da capa: Borchee ©iStock
Impressão e Acabamento: Gráfica CS Eireli

Título original:
The Gift of Alzheimer's
Todos os direitos reservados
Texto © Maggie La Tourelle, 2015
Publicado no Reino Unido e nos Estados Unidos em 2015 por Watkins Media Limited
www.watkinspublishing.com

As informações contidas neste livro não visam substituir orientações e tratamentos médicos profissionais. Se você tem algum problema de saúde, deve consultar um profissional da área antes de seguir qualquer orientação ou prática contidas neste livro. Nem a Editora nem qualquer outra pessoa envolvida na produção deste livro poderá ser responsabilizada por eventuais problemas ou danos ocorridos em decorrência das informações, dos exercícios ou das técnicas terapêuticas apresentadas neste livro.

Proibida a reprodução sem autorização expressa.
Todos os direitos desta edição reservados à
Editora Senac São Paulo
Rua 24 de Maio, 208 – 3º andar – Centro – CEP 01041-000
Caixa Postal 1120 – CEP 01032-970 – São Paulo – SP
Tel. (11) 2187-4450 – Fax (11) 2187-4486
E-mail: editora@sp.senac.br
Home page: http://www.editorasenacsp.com.br
Edição brasileira © Editora Senac São Paulo, 2017

SUMÁRIO

Nota do editor   7

Prefácio | Neale Donald Walsch   9

Agradecimentos   13

Introdução   15
    O horizonte do evento   21
    A constelação familiar   27

A jornada do coração e da alma   39
    Introdução à nossa jornada   39
    Nossa jornada tem início   41
    Tratamentos extraordinários de cura   49
    Portal para o Outro Mundo   87
    Proclamação   119
    Redenção   129
    Estreitando laços   157
    Voltando para casa   189

Reflexões, revelações e recomendações   201
    Reflexões sobre nossa jornada   201
    O Outro Mundo e a neurociência do Alzheimer   211
    Um caminho positivo à frente: cuidar com conhecimento e compreensão   221
    Pensamentos finais   247

Epílogo   251
Glossário   253
Leituras complementares   257
Outras fontes de informação   263
Fotos   265

NOTA DO EDITOR

CONVIVENDO COM O ALZHEIMER: UMA PERSPECTIVA HOLÍSTICA SOBRE A DOENÇA

Esta publicação traz o relato, sob a forma de diário, da terapeuta holística Maggie La Tourelle sobre a sua vivência com a mãe nos estágios finais do Alzheimer, por três anos e meio. A autora compartilha com o leitor os sintomas apresentados por sua mãe, suas falas e atitudes, interpretando-os de acordo com suas crenças e vivências, e mostra como reagiu frente a eles.

Se a memória racional pouco a pouco se perde nos pacientes com Alzheimer, a emocional mantém-se praticamente intacta, conforme já constatado cientificamente. Nesse sentido, a compaixão e o amor acabam se tornando o legado que essa doença traz, aproximando pessoas queridas, o que talvez seja o aprendizado que a autora gostaria de transmitir a todos que estejam enfrentando o mal de Alzheimer.

Na parte final do livro há também um conteúdo explicativo sobre o que é a doença, os estágios e as orientações quanto ao bem-estar físico e emocional do doente, dirigido a seus familiares e cuidadores.

O Senac São Paulo, com esta publicação, visa oferecer mais informações a todos que estejam lidando com o Alzheimer, seja sob o ponto de vista holístico de alguém que acompanhou de perto a doença de um familiar, seja sob a perspectiva do conhecimento.

PREFÁCIO

Está em suas mãos um livro maravilhoso, caso conheça alguém que esteja sofrendo do mal de Alzheimer, ou se conhece alguém que esteja lidando com uma pessoa nessa situação. No segundo caso, você poderia passar este livro para quem está lidando com a pessoas acometida desse mal, depois de terminar sua leitura.

É uma experiência extremamente desafiadora e profundamente entristecedora ver uma pessoa amada desenvolver demência e sua manifestação particularmente aguda, conhecida como Alzheimer.

Neste livro notável, Maggie La Tourelle oferece um relato muito pessoal da experiência que teve com sua mãe. Contudo, é mais – muito mais – do que simplesmente um olhar sobre a situação pela qual sua mãe passou. É uma impressionante crônica que nos oferece uma janela para os aspectos mais profundos dessa doença, a forma como pode afetar alguns pacientes e como pode se tornar, na realidade, um dom espiritual tanto para a pessoa afetada como para os familiares que cuidam dela.

Frequentemente, a narrativa do livro surpreende com digressões completamente inesperadas e vislumbres que abrem os olhos para os aspectos relacionados a essa doença que, até o momento, foram pouco analisados, como as implicações espirituais mais profundas que ela pode ter.

Sua narrativa – simultaneamente de grande realismo e de grande delicadeza – sobre a situação como ela é de fato nos coloca em meio a momentos pelos quais certamente passarão também outras pessoas que caminham com um ente querido por essa travessia desanimadora (se ainda não tiverem passado por ela).

A contribuição deste livro é ter ao seu lado, nas horas de maior necessidade, uma orientadora pessoal em assuntos de perda de memória que aborde o tema de maneira serena e que se preocupe verdadeiramente, que faça observações e comentários que dificilmente algum cuidador faria se você estivesse com um ente querido sofrendo de demência.

A mais esperançosa dessas digressões é descrita pela autora como uma experiência pessoal: enquanto a capacidade da memória de curto prazo diminui em alguns pacientes com demência, as capacidades extrassensoriais muitas vezes podem ser reforçadas.

Pacientes com Alzheimer, frequentemente, mostram-se muito mais sintonizados com as emoções e das energias as pessoas em seu entorno do que imaginamos, às vezes podem "intuir" o que outras pessoas no mesmo ambiente estão vivenciando ou no que estão mentalmente absorvidas, sem que seja dita uma única palavra a respeito.

O fato principal apresentado pela autora é que os pacientes estão frequentemente muito mais "presentes" do que possam parecer – e que saber e entender esse fato pode levar a momentos muito mais enriquecedores entre os entes queridos do que poderíamos considerar possível nessas circunstâncias.

Aqui, não posso atestar nem confirmar as ideias da autora, mas elas certamente abrem a experiência do Alzheimer para uma nova gama de possibilidades para pacientes, familiares e outras pessoas que os amam.

Dessa maneira, este livro oferece novos caminhos para as pessoas que possam se sentir desorientadas ou mal preparadas (ou ambos) quando procuram se relacionar, de uma maneira amorosa e provida de sentido, com uma pessoa que esteja sofrendo de perda de memória aguda e de deficiências funcionais que a acompanham.

Quem tiver passado ou estiver atualmente passando por essa experiência agradecerá a Maggie La Tourelle por compartilhar essa parte de sua vida com tanta compaixão, abertura, compreensão, generosidade e amor.

Neale Donald Walsch

Para minha mãe, que me deu o dom da vida e o dom de todos os dons: o conhecimento além da vida.

AGRADECIMENTOS

Eu gostaria de começar agradecendo aos vários membros de minha família que contribuíram cada um de maneira muito especial. Primeiro, à minha mãe, a protagonista de nossa história – sua necessidade de saber a verdade, seu amor incondicional por mim e seu profundo desejo de me ensinar conduziram-me sem medo, nessa jornada, a profundezas que eu nunca teria imaginado. Segundo, quero agradecer à minha irmã, que, embora não estivesse conosco fisicamente, foi uma figura-chave. Sem ela, esta história não existiria. E terceiro, quero agradecer ao meu pai, que sempre me acolheu de braços abertos, mesmo ficando muitas vezes em segundo plano durante os intensos períodos em que ficava com minha mãe.

O local que abrigou esta história é uma casa de repouso, e eu gostaria de agradecer, do fundo de meu coração, a toda a equipe pelo amor dedicado à minha mãe e pelo apoio dispensado a mim. Eu sempre me lembrarei deles com profunda gratidão.

Quero agradecer a Kathy Sorley pela ajuda editorial nas fases iniciais da primeira edição. Ela me ajudou a descobrir a magia das palavras que soprou nova vida para meus textos. Quero também agradecer a Daniel Wallace pelas habilidades editoriais nas fases conclusivas da primeira edição. Ele me ajudou a finalizar o livro, ao conferir maior clareza à organização do material e ao conteúdo nos pontos em que foi preciso. Ainda, gostaria de agradecer a Fiona Robertson, minha editora na Watkins Publishing, por sua excelente edição. Ela também ajudou a melhorar a clareza da exposição e deu sugestões úteis que melhoraram o livro em muitos aspectos. Agradeço também a Jo Lal, do departamento de publicação, e a todo o pessoal da Watkins que trabalhou para lançar esta nova edição.

Meus agradecimentos também estendem-se aos amigos e colegas, cujo interesse no meu trabalho foi de grande apoio e cujas sugestões foram muito proveitosas: Gina Cowan, Anne Geraghty, Elizabeth St. John, Ingrid Collins, Freda Robertson, Rosamund Irwin, Katharine Scott e John Sleeman.

INTRODUÇÃO

"Todos nós estamos vivendo em Outros Mundos."

Pat (minha mãe)

No verão de 1997, eu estava caminhando em uma praia no litoral ocidental da Escócia, onde morava minha família, contemplando o mar e sentindo o vento soprar os meus cabelos. De repente me assaltou a ideia de que, nos próximos dez anos, eu provavelmente seria confrontada com as mortes de três dos meus parentes mais próximos: minha irmã, minha mãe e meu pai. Essa previsão foi muito dura, e pressenti que eu teria de lidar com tudo isso sozinha. Naquele momento, tive a opção de ficar estagnada e esperar tudo acontecer ou seguir adiante e me preparar. Assim começou minha jornada para explorar um tema que muitas pessoas consideram um tabu: a morte. Participei de oficinas e seminários, li livros e contemplei essa passagem que é um dos maiores mistérios da vida.

Sou terapeuta holística e, como tal, estava interessada em todos os aspectos de saúde e bem-estar. E, já que eu estava vivendo e trabalhando em Londres, tive acesso às informações que estava procurando. Em 1999 faleceu abruptamente minha irmã mais nova, de uma doença relacionada com o consumo de álcool. Já fazia muitos anos que ela não estava bem. Um ano depois, minha mãe, na época com 85 anos, foi diagnosticada com o mal de Alzheimer, um problema que certas pessoas chamariam de uma morte sem morrer. Nessa altura, tanto minha mãe como meu pai precisavam urgentemente de apoio prático e emocional. Sendo a única filha viva, decidi fazer deles minha prioridade e apoiá-los até o fim de suas vidas. Reorganizei minha vida de acordo com essa nova situação, e assim começou uma nova era. Não tive a menor ideia sobre aonde isso me levaria e quase não ousei pensar nos desafios que poderiam surgir em um horizonte que não estava muito distante.

Nossa história mostra as potencialidades que podem residir no Alzheimer em estágio final, e eu a compartilho na esperança de que outras pessoas possam aprender a transformar, de maneira semelhante, suas experiências com esse mal devastador.

Antes de partir para essa jornada muito pessoal, é importante situar minha mãe e minha experiência dentro de um contexto mais amplo do mal de Alzheimer e da demência. Especialistas afirmam que há mais de cem tipos de demência, e o mal de Alzheimer é apenas um deles. No entanto, ele perfaz entre 60% a 80% de todas as demências, e é a forma mais temida. Quando recebemos, em 2000, a notícia de que minha mãe havia sido diagnosticada com Alzheimer, uma doença ainda sem cura, ficamos muito abatidos, como ficaria qualquer família.

No mal de Alzheimer distinguem-se sete estágios (como você verá no capítulo "Um caminho positivo à frente: cuidar com conhecimento e compreensão"). Nossa "Jornada do coração e da alma" começa no momento em que minha mãe estava no estágio 6, moderadamente grave, avança para o estágio 7, grave, e para o fim de sua vida. O Alzheimer é uma desordem neurodegenerativa que causa danos ao cérebro que levam a uma série de deficiências neurológicas e físicas, desde esquecimentos, ansiedade e incapacidade de dar conta de tarefas complexas nos primeiros estágios até rigidez, perda da mobilidade e da fala – ou ao menos fala prejudicada –, à medida que a doença progride. Minha mãe experimentou todas essas limitações e perdas, mas, para nossa surpresa e admiração, ela e eu descobrimos que seu Alzheimer também nos ofereceu uma nova oportunidade que não esperávamos.

Ora, o que tornou essa jornada de descobertas possível? Além de ser uma filha que cuidava de sua mãe, sou terapeuta holística, e assim consegui aproveitar minhas habilidades e meus conhecimentos profissionais em favor da situação. Meu trabalho dirige-se à pessoa em sua completude, em seus aspectos físicos, emocionais e energéticos. Ao trabalhar com terapia psicológica, aconselhamento e psicoterapia, uso um conceito centrado na pessoa, combinado com a programação neurolinguística (PNL). Articulo isso com um sistema holístico chamado de cinesioterapia, que aproveita reações musculares para se comunicar diretamente com o corpo, e toda uma gama de tratamentos de cura. Aplico também a cura energética, que trabalha exclusivamente com os campos energéticos de uma pessoa. Descobri que, integrando tudo isso, consegui abrir novos canais de comunicação e de bem-estar para minha mãe, antes ainda não considerados ou até mesmo tidos como impossíveis. Isso pode parecer algo exclusivo para uma profissional da área, mas não é – qualquer pessoa pode ajudar um ente querido que está sofrendo de Alzheimer. No capítulo "Um caminho positivo à frente", ofereço informações e orientações simples de como fazê-lo. Dessa maneira, este livro oferece uma maneira inteiramente nova de lidar com o Alzheimer no estágio final. Por meio dos diálogos entre mim e minha mãe, e de meus próprios comentários, a obra traz uma nova compreensão da doença, e será útil para todos aqueles que estão envolvidos com pessoas que têm Alzheimer: família, amigos, profissionais da saúde e educadores.

Embora se trate de um relato pessoal meu e de minha mãe sobre nosso enfrentamento de suas lutas com o Alzheimer e do fim de sua vida sofrida, é também uma história multidimensional que abraça tanto este mundo como o Outro Mundo, entre os quais ela transitou sem rupturas. Além de oferecer profundas compreensões sobre o Alzheimer, este livro também pode ser de profundo interesse para quem procura a alma ou deseja saber mais sobre os estados alterados de consciência. Mostra que o Alzheimer não só é um veículo perfeito para uma jornada da alma, como é também um exemplo maravilhoso do processo de morrer conscientemente.

O próximo capítulo nesta parte introdutória do livro, "O horizonte do evento", apresenta o pano de fundo de nossa história e seu ambiente: a cidade, a casa de nossa família e a casa de repouso, que, por coincidência, ficava imediatamente ao seu lado. Descreve os eventos depois que minha mãe recebeu o diagnóstico do Alzheimer: as dificuldades físicas e emocionais, os perigos reais, as negações inevitáveis, os procedimentos para com as autoridades e os dilemas impossíveis que estavam diante de nós. De repente deu-se o *grande movimento* e, com um véu de lágrimas, eu me dei conta de que tudo isso era absolutamente definitivo.

"A constelação familiar" introduz os quatro membros da família que fazem parte de nossa história: minha mãe, meu pai, minha irmã e eu. Esse capítulo revela nossas personalidades, nossas paixões e aspirações, nossas histórias pessoais, nossos traumas e nossas tragédias. Minha mãe, a figura central da história, sofria há muito tempo de instabilidade mental, e isso impactou toda a família. Descrever suas lutas e paixões leva-me a explicar minha própria jornada de cura transformadora que começou com as feridas que recebi na infância e que, mais tarde, levaram à minha decisão de ser psicoterapeuta e curadora. Meu pai, muito popular em sua vida social, teve dentro de casa problemas insolúveis e estava na maior parte do tempo emocionalmente ausente. Minha irmã, prejudicada por antigos traumas, tornou-se alcoólatra e faleceu prematuramente, antes do início de nossa jornada. Apesar disso, ela se revelou misteriosamente uma figura central, e, sem ela, essa história nunca teria sido contada. Nossas histórias também expõem os costumes sociais repressivos e injustos da época. Todas essas informações fornecem um poderoso pano de fundo para entender o que acontece na nossa jornada.

A parte central do livro é "A jornada do coração e da alma". Trata-se de uma transcrição editada do diário que escrevi e de gravações de áudio que fiz ao acompanhar minha mãe durante a última fase de sua vida, quando ela estava com o Alzheimer no estágio final. Quando editei meu diário, procurei preservar o que ela disse e o que fez, os quais julguei especialmente importantes e interessantes, e procurei ser fiel às mensagens que ela procurava transmitir. Como era de esperar, havia muita repetição que omiti, mas preservei alguns exemplos daquilo que ela mais gostava de dizer. No final, nossas conversas ficaram fortemente reduzidas, mas, mesmo assim, continuei a gravá-las, porque fornecem um registro autêntico e raro dessa fase do fim da vida.

Simultaneamente aos diálogos que minha mãe e eu tivemos ao caminhar juntas, interpreto o que ela está dizendo e partilho sem censura meus pensamentos e minhas sensações mais íntimas. Dessa maneira, nossa história é íntima, profundamente emocional e brutalmente honesta, e conta as coisas como elas são: a dor no coração e o êxtase, os altos e os baixos, os risos e as lágrimas. Ela mostra que, quando há amor e compaixão, o coração é tocado, e o Alzheimer pode se tornar um verdadeiro dom. De forma mais prática, nossa jornada é também um instrumento para ensinar como lidar com tudo aquilo que surge com o Alzheimer. Por isso, não só é muito pessoal, como também tem um sentido universal.

Um fato impressionante foi que minha mãe preservou sua capacidade de falar, ainda que às vezes em uma linguagem metafórica, e conseguiu me dizer com suas próprias palavras o que estava vivendo, oferecendo-me assim valiosos ensinamentos sobre o mal de Alzheimer. No entanto, esta não é somente uma história sobre o nosso mundo. Para minha grande admiração, ela experimentou um despertar espiritual e entrou em um Outro Mundo. Escutei suas palavras de mente aberta e atentamente enquanto ela me levou, com coragem, sem vacilar e com uma voz de absoluta autoridade, para uma jornada infinita da alma, ensinando-me a ter serenidade, atenção e outras importantes lições espirituais. Durante toda essa fase, ela me contou detalhes sobre o processo de estar morrendo, a vida pós-morte e o Outro Mundo. Em muitos momentos, ela manifestou o que chamamos de "percepção extrassensorial excepcional" (PEE), e, regularmente, relatou ter recebido mensagens de parentes falecidos.

Certo dia, já pelo fim de sua vida, ela me disse: "Você fala comigo. Ninguém mais fala comigo". Bem, evidentemente, outras pessoas "falaram" com ela. O que ela quis dizer foi que nenhuma outra pessoa falava com ela de uma maneira significativa e importante para ela. Para eu fazer isso, precisei dar-lhe toda a minha atenção, conectar-me de coração aberto e escutar com a mente aberta. Isso é algo que todos podem fazer, se realmente quiserem. Por isso, espero que nossa história possa mostrar a importância de fazê-lo e encorajar outras pessoas a tentá-lo também.

A parte final do livro, "Reflexões, revelações e recomendações", procura entender o que aconteceu durante a nossa jornada do coração e da alma e aborda suas implicações para as pessoas com Alzheimer, bem como os significados mais amplos que podem ser apreendidos dessa experiência.

Em "Reflexões sobre nossa jornada", reconheço o conjunto particular de circunstâncias que permitiu que tantas coisas maravilhosas acontecessem. Faço uma retrospectiva das vidas dos membros de minha família e as dinâmicas operantes antes e durante a jornada final com minha mãe. Isso me deixa maravilhada com a cura profunda que ocorreu e me faz reconhecer que foi o Alzheimer de minha mãe e o poder transformador do amor que a promoveram.

Olho também para além de nossa jornada pessoal, para descobrir se aquilo que vivenciamos foi algo exclusivamente nosso ou se outras pessoas poderiam estar em condições de ter experiências semelhantes. Minha busca por entendimento científico e espiritual resultou em algumas descobertas interessantes, que compartilho no capítulo "O Outro Mundo e a neurociência do Alzheimer". Essa pesquisa me levou a vários caminhos: um para a pesquisa recente na área da neurociência, outro para explorar as leis da física e outro ainda para os reinos intemporais da transcendência. Situo a história de minha mãe dentro de um quadro mais amplo de estados alterados de consciência, até mesmo experiências de quase morte, e outras experiências extraordinárias ligadas ao fim da vida, para mostrar como estados transcendentais acessados nessas circunstâncias oferecem compreensão sobre outras dimensões da realidade. Portanto, esse capítulo é relevante para todos os interessados na consciência e na continuação da vida após a morte, bem como para os que estão se aproximando do fim da vida e todas as pessoas que de alguma forma lidam com o Alzheimer.

Minhas experiências e as de minha mãe, juntamente com essas descobertas, têm importantes implicações para todos que tenham algum vínculo com essa doença. No capítulo "Um caminho positivo à frente: cuidar com conhecimento e compreensão", ofereço um guia para as pessoas que estão cuidando e convivendo com alguém com Alzheimer. Ele contém uma gama de informações úteis proveniente de especialistas médicos e não médicos, organizações da área do Alzheimer e minha própria experiência. Espero que esse material seja útil para familiares, profissionais da saúde e educadores, e que a aplicação desse conhecimento e entendimento possa trazer os melhores resultados para todos. Já o capítulo "Pensamentos finais", assume uma perspectiva universal e aborda como os temas levantados por essa jornada do coração e da alma podem ser relevantes a todos nós, para nossas vidas, agora mesmo.

O HORIZONTE DO EVENTO

"Não tenho passado, nem presente, nem futuro."

Pat

As torres das igrejas dominam a linha do horizonte daquela simpática cidadezinha no litoral da Escócia, que é o palco de nossa história. Aqui, pouco mudou ao longo dos anos. Quando você caminha pela praia e contempla o mar, a ilha de Arran parece flutuar misteriosamente logo acima do horizonte distante. À tarde, os cumes majestosos de suas montanhas têm sua silhueta desenhada pelo pôr do sol. As pessoas são gentis e se cumprimentam ao passarem com seus cães. Em dias de muito vento, surfistas de *kite* acrescentam um toque de agitação a essa cidade respeitável, deslizando pelas ondas, às vezes levantando voo e cortando o ar ou fazendo outras manobras ousadas. De vez em quando, cavalos galopeiam quilômetros pela areia da praia e, em um dia bonito, as velas de iates salpicam o oceano.

Veranistas, muitos vindos de Glasgow, lotam as praias límpidas, curtindo em segurança os banhos de mar e as várias pequenas lojas de presentes. Salões de chá servem deliciosos bolos caseiros, e do porto vem o cheiro de peixe e batatas fritas. Essa cidade foi o lar da família de papai, e, ali, meus pais viveram nos últimos anos de sua vida. Para mim, ela está repleta de muitas memórias felizes de minha infância: brincar com minha irmã menor e meus primos na praia e nas dunas de areia. No entanto, esse lugar chamado de lar, uma palavra que soa tão idílica, é também um porto seguro para valores e atitudes tradicionais, que exclui aqueles que se rebelam contra eles.

Por muitos anos, meus pais levaram uma vida mais ou menos normal, até que, de repente, da noite para o dia, tudo mudou. Em 2000, após uma consulta no hospital local, mamãe foi diagnosticada com o mal de Alzheimer. Essa notícia foi um choque para mim, pois eu tinha atribuído seus esquecimentos e sua conduta levemente estranha à aflição pela perda de sua filha, minha única irmã, no ano anterior. Os anos seguintes foram muito difíceis. Mamãe esforçava-se para fazer as tarefas domésticas com alguma ajuda extra e frequentava um centro de apoio. Papai, que já tinha mais de 90 anos e não era o homem mais paciente do mundo, tinha de lidar com o seu comportamento desafiador diariamente, e não sabia mais o que fazer. Eu estava vivendo em Londres e visitava-os com frequência, mas a situação mudava constantemente, e sempre tinha a sensação de não estar a par do que estava acontecendo. Muitas vezes tentei resolver alguma coisa a distância e, como não podia ser diferente, sempre me sentia angustiada e estressada.

Ao longo de toda a sua vida, mamãe ocultou seus problemas com sucesso. Assim, ela sempre conseguiu apresentar uma aparência impressionante durante a visita quinzenal da cuidadora geriátrica. Sentada no sofá da sala, afagando o gato aninhado no seu colo, mamãe conversava educadamente, como se não houvesse nada de errado – e evidentemente, para ela, não havia nada de errado. A cuidadora, informada por mim sobre uma série de desastres iminentes, costumava inclinar-se para mamãe e perguntar hesitantemente: "Pat, você gostaria de mudar para uma casa de repouso?". E mamãe costumava responder: "Não, muito obrigada", em um tom de voz tão resoluto que ninguém ousava insistir no assunto.

Por trás dessa aparência confiante, porém, mamãe não se dava conta de que, à medida que sua situação piorava, começava a se tornar um perigo para si mesma e para os outros. Mais de uma vez senti um cheiro estranho na nossa cozinha e descobri que ela tinha aberto uma boca do fogão a gás, mas esquecido de acendê-la. A seguir, papai, cujo olfato não era bom, costumava ir até lá para acender o fogão, sem se dar conta do perigo, e eu conseguia pará-lo apenas no último segundo! Mamãe ficava furiosa cada vez que tirávamos a sopa de tomate que ela costumava colocar carinhosamente na tigela do gato, incapaz de entender o que ela tinha feito de errado. À noite, ela muitas vezes se recusava a ir para a cama e, em suas andanças noturnas, ocasionalmente caía e se machucava.

Eu sabia que um desastre estava por acontecer. Quando informei às autoridades dos perigos que mamãe representava, pensaram que eu estivesse tentando colocá-la prematuramente em uma casa de repouso e se recusaram a tomar qualquer providência. Cumpriram seu dever de proteger os direitos dela, mas, para nós que amávamos a mamãe e temíamos pela sua segurança e pela nossa, isso parecia mais burocrático do que sensato.

Por coincidência, nossa casa ficava ao lado de uma casa de repouso particular. Em fevereiro de 2002, em um estado de completo desespero, levei mamãe até lá, aparentemente para uns poucos dias de cuidados temporários. No entanto, eu já tinha falado com a coordenadora e solicitado que fizessem uma avaliação completa. Dentro de 24 horas, ela me ligou, avisando: "É absolutamente impossível que sua mãe volte para casa. No estado em que ela está, não entendo como ela se virou em casa". Por um instante, senti-me culpada, pensando que pudesse ter negligenciado a mamãe, mas depois meus sentimentos se transformaram em alívio. Finalmente, alguém competente tinha reconhecido o verdadeiro estado de saúde de mamãe e o nível de perigo que isso significava. Contudo, em meio a todas essas atividades frenéticas, eu não tinha me preparado para as enormes consequências do meu ato.

Mamãe não voltou para casa. Jamais. Da noite para o dia, ela tinha se tornado uma residente permanente da casa de repouso. De repente, a casa que tinha sido seu lar e era tão cheia de atividades, ainda que muitas delas angustiantes, estava silenciosa e vazia. "O que eu fiz?" Sozinha, sentada na beira de sua cama, eu estava vendo através de um véu de lágrimas todos os objetos familiares que diziam: *Este é o quarto de mamãe*. Foi um quarto ensolarado que respirava vida e amor, com uma desordem despreocupada generalizada. Afixadas nas paredes, havia fotos de gatos e encontros da família, bem como desenhos e pinturas de sua autoria. Rótulos com nomes e imagens (que eu tinha colocado cuidadosamente em todas as coisas, tentando ajudá-la a lidar com seus problemas de memória) adornavam gavetas e armários em todas as partes. Ao ver tudo isso, e sabendo que nunca mais seria como antes, eu me senti completamente devastada.

Percebendo aos poucos a magnitude do que tinha acontecido, chorei. Era difícil imaginar como mamãe ia lidar com um novo ambiente que lhe era estranho, os rostos e as rotinas desconhecidas, depois de ter vivido tão confusa e beligerante na sua própria casa durante os últimos anos. Para nossa surpresa, porém, ela se acostumou bem e foi surpreendentemente complacente. Penso que, em algum nível mais profundo, ela estava aliviada por estar finalmente segura e receber cuidados apropriados e carinhosos 24 horas por dia. Como acontece muitas vezes com pessoas nessa situação, ela tinha ficado em uma postura de negação, com medo da mudança e sem saber que precisava dela, até que recebeu ajuda.

* * *

Depois de deixar o mundo exterior para trás, estamos agora imersos em uma casa muito diferente, a casa de repouso, onde se desenrolará o restante de nossa jornada. Constantemente, alguém toca a campainha interna pedindo ajuda – muitas vezes, mais de uma pessoa ao mesmo tempo. Nos corredores há um perfume de aromatizador de ambientes doce e forte, para disfarçar cheiros menos agradáveis. O ruído das grandes máquinas de lavar roupa pode ser ouvido dia e noite. Cadeiras de rodas estão alinhadas nitidamente no saguão e, muitas vezes, residentes desorientados brigam com a porta da frente que está trancada e se perguntam por que não conseguem abri-la e sair. Alguns olham cegamente para o espaço, enquanto outras pessoas, quase imobilizadas, voltam-se para quem está passando, na esperança de algum contato. É um lugar onde pessoas terminam suas vidas – um lugar onde vão para morrer.

A casa de repouso é uma casa grande e imponente, em um terreno bem-cuidado, a menos de dois quilômetros do centro da cidade. Sua fachada de arenito vermelho mostra as cicatrizes de mais de um século de resistência ao vento e à chuva. As janelas da sacada, que dão para o sul, abrem uma vista panorâmica ensolarada para o campo de golfe que fica perto (a segunda casa de meu pai), e depois dele, não muito longe, o mar. Dessas janelas também posso olhar, com certa nostalgia, para o jardim de nossa casa, logo ao lado.

Na parte principal da casa, os quartos são grandes e altos, e possuem cornijas ornamentadas e enormes lareiras, uma lembrança da época em que esta foi a casa privada de uma rica família proprietária de navios. Hoje é o lar de 32 residentes idosos e, como todas as casas dessa espécie, tem suas rotinas bem definidas. Os residentes tomam o café da manhã em seus quartos e depois vão devagar para o refeitório, em que o almoço é servido muito cedo. À tarde, todos estão sentados em um círculo no amplo salão, em graus variados de consciência. À noite, os residentes permanecem no salão até a hora de deitar que, de acordo com sua fragilidade, começa para alguns imediatamente após o chá.

O quarto de mamãe fica em uma ala nova e especialmente construída no fundo dessa grande casa antiga. Quando eu a visito e a encontro no salão, muitas vezes a levo para seu quarto, no qual podemos falar com mais privacidade. Da janela de seu quarto, temos vista de uma faixa de gramado e de outra parte desta ala nova, mas dela não se vê sua casa antiga, de modo que ela poderia estar em qualquer lugar. Este é agora seu lar e seu mundo.

O proprietário dessa instituição independente é um enfermeiro diplomado que, às vezes, trabalha pessoalmente nessa casa. Ele me disse: "Quero fazer dessa casa um lugar onde minha própria mãe estaria feliz". Dessa maneira, apesar do nível esmagador das necessidades, os membros da equipe articulam um alto nível de eficiência e profissionalismo com cuidados de amor genuíno. Graças aos muitos anos de vizinhança, minha família e a equipe se conhecem e gozam de um bom relacionamento, reforçado agora pelo fato de que mamãe é uma residente. Minhas visitas são bem-vindas a qualquer hora do dia ou da noite.

Olhando pela janela de meu quarto na lateral de nossa casa, posso ver residentes e membros da equipe movimentando-se pelo saguão principal da casa de repouso, a poucos passos de distância. Assim tenho a sensação de que mamãe está vivendo em uma extensão da nossa casa, tendo acesso a todos os cuidados e as instalações profissionais de que ela precisa, e estou tranquila ao vê-la em um ambiente de segurança e amor, fora dos antigos perigos. Posso visitá-la frequentemente e passar muito tempo de qualidade com ela. Papai e eu já não precisamos lidar com sua constante conduta irracional, e ele pode recuperar certo grau de ordem em sua vida. Isso faz com que todos nós nos acostumemos rapidamente com essa nova constelação, embora, inicialmente, ela fosse traumática.

Com todas essas circunstâncias favoráveis e sabendo que, quando estou em casa, estou perto dela e rapidamente presente em caso de alguma emergência, eu me sinto muito confortada. No entanto, esse estado mental é obscurecido por uma profunda tristeza subjacente, em razão da antiga tragédia em nossa família, o sofrimento que suportamos durante nossas vidas, e as muitas dificuldades que ainda não se resolveram.

Para que seja possível entender os efeitos do Alzheimer da mamãe, preciso apresentar primeiro os membros da família que farão parte da jornada e oferecer alguns dados sobre suas vidas.

A CONSTELAÇÃO FAMILIAR

"Eu amo minha família."

Pat

Esta história chega a vocês vista através de meus olhos. No entanto, como terapeuta, eu também aporto meu conhecimento e entendimento profissional. Procurei ser objetiva e apresentar relatos apartidários, equilibrados e nítidos, mas há uma dicotomia inerente quando alguém ocupa ambas as posições. Dessa maneira, no fim das contas, meu relato é subjetivo.

A seguir, apresentarei os membros de nossa família, os vivos e os falecidos, afetados pela jornada que empreendi com minha mãe e pelos conflitos dolorosos que experimentamos muitos anos antes que começasse essa jornada.

Pat, minha mãe

Eu sei que, quase imediatamente depois de meu nascimento, mamãe começou a sofrer de depressão. Mesmo assim, não me lembro de ter achado que algo estivesse especialmente errado até que tivesse meus 6 ou 7 anos. O me que lembro de fato é que ela sempre estava muito angustiada. Não conseguia entender por que ela considerava tudo difícil, até mesmo o simples ato de sair de casa, ou por que ela e papai discutiam tanto.

Certo dia, quando tinha 7 anos, uma dessas brigas se intensificou, e mamãe estava completamente fora de si. Ela correu para seu quarto, gritando: "Eu vou cortar os meus pulsos!", bateu a porta e a trancou. Fiquei aterrorizada, porque sabia que ela tinha uma lâmina de barbear no quarto. Do lado de fora, tremendo na penumbra do corredor pouco iluminado, tentei falar com ela, mas não havia resposta. O tempo passava, e o silêncio perdurava. Será que ela já estava morta, prostrada no chão em uma poça de sangue? Minha cabeça estava zunindo, meu coração batia forte, e quase não conseguia respirar. Recusei-me a deixar a porta e segui velando-a, enquanto papai estava no outro extremo do corredor, petrificado, agarrando o telefone. Finalmente, depois de um tempo que pareceu um século, ouvi a chave na fechadura, e mamãe apareceu soluçando, ilesa, mas de espírito arrasado. Este foi o primeiro de muitos traumas dessa espécie.

Mamãe, Pat, nasceu em 1915. Seu pai foi um pastor muito respeitado da Igreja Presbiteriana da Escócia, e sua mãe, uma irlandesa muito sociável (que, incidentalmente, era protestante). Pat era a filha do meio – o casal teve um filho e duas filhas. Viviam em uma próspera cidade de moinhos no sudoeste da Escócia. Mamãe revelou-me que ela frequentemente testemunhou em casa condutas tirânicas, apesar das influências cristãs e da aparência de uma família feliz. No contexto da educação liberal contemporânea dos filhos, pode parecer terrível, mas "poupar a vara é estragar o filho" foi regra dominante de qualquer pai daquela época.

No colégio, ela foi uma aluna aplicada que mostrou desde cedo um grande talento para a música e a ginástica. Ela fez faculdade de educação física e, após sua graduação, deu aulas de esporte. Durante esse tempo, encontrou seu futuro marido, William, meu pai. Ele era um oficial do Exército, jovem e fogoso, e sentiu-se atraído por essa jovem bonita, delgada e de lindos cabelos castanhos ondulados. Eles se casaram em 1941, após um namoro relâmpago, pois a guerra lhes deixou pouco tempo para se conhecerem melhor. Salvo breves períodos de licença do *front*, William esteve essencialmente ausente até 1946.

Assim, eu nasci em 1943 em uma casa sem pai. Após o meu nascimento, mamãe passou por uma experiência que ela chama de colapso nervoso. Hoje iriam diagnosticá-la com depressão pós-parto. Ela lutou sozinha, sem saber se seu marido voltaria da guerra vivo. Desejava dar conta de sua vida de mulher casada, independentemente, sem procurar ajuda médica ou confidenciar seus problemas à sua família. Contudo, mais tarde, ela me disse que, na época, teve medo de empurrar, compulsivamente, o carrinho de bebê comigo para dentro do rio Ayr, que ficava próximo. Eu sei que ela me amava muito, e sua confissão mostra a profundeza de sua depressão.

Três anos após o meu nascimento, e ainda sofrendo de depressão, ela deu à luz sua segunda filha, minha irmã Fiona. Meu pai já estava afastado do Exército e de volta ao lar, de modo que a vida familiar finalmente podia começar. Infelizmente, porém, não foi a existência feliz que ela e papai tinham esperado durante os anos de sua separação. Ele não entendeu sua depressão. Como ex-major do Exército, ele acreditava que ela apenas precisava se "controlar" e se "esforçar" e "tocar a vida". As tensões entre eles nunca se resolveram, e minha irmã e eu, presenciando a situação sem poder fazer nada, fomos inevitavelmente afetadas por ela.

A tirania que mamãe tinha vivido na infância, sua depressão não tratada, o casamento com um homem que não a entendia, e viver em uma sociedade intransigente, tudo isso contribuiu para que toda a sua vida estivesse marcada pela depressão e pela ansiedade. Além disso, ela não recebeu nenhum tratamento, e naquela época sabia-se pouco sobre doenças mentais. E, como, já de criança, ela tinha perdido a fé na benevolência cristã, nos tempos em que mais precisava dela, nem sequer podia se refugiar na religião.

Por fora, ela parecia dar conta, mas ao longo de toda a sua vida, por dentro, ela estava lutando e muitas vezes vivendo uma grande aflição. Sua natureza frágil a levou a explosões espontâneas de ira incontrolável, durante as quais ela se tornava um perigo para si mesma e para as pessoas de seu entorno. Depois, experimentava sensações de desespero, e algumas vezes ameaçou acabar com a sua vida. Mais tarde, quando tinha um carro, saía de casa correndo para pegá-lo e gritando que ia se jogar penhasco abaixo, e que nós nunca mais a veríamos. E se passavam horas sem que soubéssemos se, dessa vez, ela realmente tinha feito isso.

Quando mamãe estava bem, ela vivia sua natureza espontânea, generosa e amorosa, assim como tinha feito sua mãe irlandesa, e a música ressoava por nossa casa: canto, piano e dança. Esses tempos alegres mostravam o brilho da mulher que ela podia ser, mas nunca perduravam. Seu ego era frágil e não recebia a aprovação que ela procurava tão desesperadamente de seu marido. Como consequência, sentia-se inadequada e sempre no limiar, esperando a próxima crise estourar.

Ela não escondia que as tarefas domésticas a entediavam, mas voltar a ensinar, o que sempre foi uma grande realização para ela, estava fora de questão. Como esposa de um homem que trabalhava, a sociedade não tolerava que ela tivesse uma atividade profissional também. Isso projetaria dúvidas sobre a capacidade do meu pai sustentar sua família. As instituições sociais, há tempo estabelecidas e dominadas pelos homens, eram-lhe insuportáveis. Essa falta de opções apenas alimentava sua ira e frustração, e não ajudava em nada a amenizar a tensão geral que dominava seu casamento.

Apenas quando minha irmã e eu já éramos adolescentes, papai relutantemente deixou mamãe voltar a dar aulas. Na época não sabíamos que, escondido dentro dessa mulher angustiada e sofrida, habitava um ser muito diferente: uma pessoa criativa e extrovertida, uma dançarina apaixonada, como Isadora Duncan. E o momento de sua volta foi perfeito. Na educação física da Escócia estava nascendo um novo movimento criativo de dança, baseado no trabalho de Rudolf Laban, um inovador da dança contemporânea. Animada por sua paixão pela dança, mamãe tornou-se pioneira e uma das principais professoras nessa área.

Ao longo dos anos seguintes, ela mergulhou nesse trabalho, e isso lhe ofereceu um canal para sua criatividade e musicalidade. Ela era outra pessoa. Em cada momento livre, gravava músicas e criava roteiros para crianças de escolas primárias e secundárias. Paralelamente a seu papel de educadora, atuava em uma posição pastoral, orientando moças no colégio onde ensinava.

Infelizmente, durante esse tempo, ela também experimentou várias tragédias pessoais. Primeiro se suicidou seu irmão que, como ela, sofria de depressão crônica. Poucos anos depois, o filho dele se afogou. E, finalmente, sua irmã, muito próxima de mamãe durante toda a sua vida, faleceu de câncer. No entanto, uma vez que mamãe tinha encontrado sua força interior, suportou essas perdas e seguiu adiante.

Quando ela se aposentou como professora, apareceu em sua vida uma pequena neta chamada Emily, a filha de minha irmã Fiona. Embora as circunstâncias do nascimento de Emily fossem traumáticas, ela trouxe para mamãe uma nova felicidade e lhe deu o foco muito necessário para seu amor. Minha irmã tinha se tornado dependente de álcool e, desde o momento em que Emily nasceu até pouco antes que desenvolvesse o Alzheimer, mamãe estava profundamente envolvida no apoio à sua filha e à sua neta. Mamãe precisava de companhia, minha irmã precisava de ajuda e apoio, e essa constelação resultou em um relacionamento de dependência mútua. Minha irmã era cada vez mais incapaz de cuidar de sua filha e, quando Emily tinha 11 anos, passou oficialmente para a guarda de meus pais. Em 2000, um ano depois da morte prematura de minha irmã em decorrência de uma doença relacionada ao abuso de álcool, um psiquiatra do hospital local diagnosticou que mamãe tinha provavelmente o mal de Alzheimer. O futuro parecia sombrio. Ela estava ciente de que seu corpo e seu cérebro estavam se desintegrando aos poucos e que, algum dia, ela morreria de Alzheimer.

Eu – Margaret, Maggie

Sou a filha de Pat, e sua companheira e fiel intérprete na nossa jornada do coração e da alma.

Ao longo de toda a minha infância, a vida em casa foi um passeio de montanha-russa: pra cima, pra baixo, e imprevisível. Quando mamãe estava bem, distribuía amor e alegria, mas, da mesma forma, quando ela estava passando por uma de suas crises, seu comportamento era muitas vezes irracional e insensato. Sua natureza extrovertida significava que ela ocupava todo o espaço emocional da família – não havia espaço para mim ou qualquer outra pessoa. Eu estava determinada, a todo custo, de não ser como ela, e assim me blindei com uma camisa de força emocional. O resultado foi que, em casa, me recusei a expressar qualquer emoção abertamente.

Apesar de todos esses problemas, fui uma boa aluna e, fora de casa, tive uma vida abundante e exuberante. Mesmo assim, após a morte de meu primo pequeno, comecei a sofrer ataques de pânico que me paralisavam. Ninguém sabia desses ataques, porque eu achava que não havia ninguém para falar deles. À medida que cresci, mamãe e eu passamos pelas situações normais de mães e filhas que se desafiam mutuamente. No nosso caso, porém, essa luta pelo poder levava a choques violentos, tanto físicos como verbais, que sempre terminavam com mamãe em lágrimas e eu profundamente abalada.

Desde pequena, eu escapava da confusão em casa, mergulhando na arte e no *design*. Na adolescência, meu foco era a moda, e, embora nunca tivéssemos conversado sobre isso, eu presumia que faria uma escola de arte nessa área. Contudo, quando chegou a hora, papai, que tinha passado por terríveis necessidades durante a Grande Depressão dos anos de 1930, recusou-se categoricamente a permiti-lo. Assim como muitos pais de seu tempo, ele acreditava que esses lugares eram perigosos para suas filhas – antros de confusão. Além disso, fazer escola de arte não prometia segurança no emprego. As opções que ele me ofereceu foram formação de enfermeira, professora ou secretária. Como eu dependia do apoio financeiro dele, meus sonhos estavam despedaçados, e naquela época, tive conflitos não só com mamãe, mas também com papai.

Na busca de um futuro mais emocionante do que o que papai tinha projetado para mim, tornei-me aprendiz de gerenciamento em um revendedor local. Manifestei meu interesse em *design* de moda, e em pouco tempo, eu estava me dirigindo para uma nova órbita: Londres. No início dos anos 1960, foi realmente um ambiente glamoroso. De repente, encontrei-me no centro de uma emergente revolução na moda. Com meu renascimento para uma nova vida, comecei a me chamar de "Maggie". Durante essa época, estive exposta a muitas novas influências, e uma em particular teve um efeito profundo e duradouro sobre mim. Amigos introduziram-me a um grupo esotérico que praticava meditação transcendental e estudava filosofia oriental. Cada semana recebíamos material de um mestre na Índia que discutíamos em nossos grupos, e que nos levou a perguntas profundas sobre a natureza da realidade. Essas buscas e o novo aprendizado adquirido mudaram completamente minha percepção do mundo. Desde então, a espiritualidade tem sido o eixo central de minha vida.

No entanto, apesar de minha nova vida interessante, experimentei depois de alguns anos algo que julgo hoje como uma crise espiritual. As feridas ocultas de minha infância começaram a sangrar de seus curativos superficiais. Os ataques de pânico voltaram e me paralisaram e, antes de me dar conta, eu estava deslizando com uma velocidade cada vez maior para um buraco escuro, sem ter onde me agarrar. Naqueles dias, terapias eram ainda o monopólio dos privilegiados e pouco conhecidas em muitas partes do país. Felizmente, porém, eu estava no lugar certo para encontrar a psicoterapia intensiva de que precisava. Ela me levou a uma jornada até a noite escura da alma, e pude estudar o meu inconsciente com profundidade. Este processo me levou a Outros Mundos, nos quais descobri a riqueza do significado e das revelações dos sonhos. A experiência foi muito curadora e compensadora, e fiquei também fascinada com ela. O que começou como necessidade pessoal se tornou com o tempo um interesse profissional e me levou à formação como orientadora e psicoterapeuta.

À medida que eu emergia de minha jornada de cura, afastei-me do *glamour* vazio do mundo da moda e me formei como professora de arte, voltando assim às minhas raízes como criadora de coisas. Fiei e tingi lã, teci tapeçarias e tapetes e montei um estúdio de cerâmica. Nessa época encontrei o homem que se tornaria meu marido. Ele valorizou e alimentou minha criatividade de uma maneira como ninguém antes fizera. Eu estava no sétimo céu. Tivemos um filho, e eu abracei a maternidade com cada célula de meu corpo.

Repleta da alegria de ser mãe e de trabalhar como artesã, fiz uma descoberta que mudou minha vida. Percebi que sou energeticamente sensitiva. Estava captando coisas em outras pessoas, sentimentos que eu sabia não serem meus – é um fenômeno descrito por curadores. No entanto, sendo pragmatista, fui também cética. Havia somente uma única maneira de descobrir se essa intuição de minha capacidade curadora era correta – experimentá-la ao participar de cursos e oficinas experimentais. Assim, comecei um programa abrangente de treinamento como curadora, ministrado por um curador e medianímico muito dotado e experimentado.

Em uma oficina sobre a detecção de auras, descobri que podia captar sensações diferentes quando colocava minha mão em uma aura e a movia através de seu campo energético. Isso funcionava em uma distância entre um metro e um centímetro do corpo. Aprendi a interpretar os diferentes tipos de sensações que eu captava e como equilibrar a energia sutil de uma pessoa, para promover um estado de maior harmonia. Em uma outra oficina, sobre a interpretação de auras, descobri para minha grande surpresa que conseguia ver os campos dinâmicos de energia que cercam o corpo físico, e que eles variavam de pessoa para pessoa e entre um momento e outro. Por meio de meditações conduzidas, experimentei o que me pareciam ser algumas vidas passadas muito reais, algo em que não tinha acreditado antes. Em outra sessão de treinamento naquela época, fiz uma experiência extraordinária de estar fora do corpo que jamais esquecerei.

Depois de testemunhar e experimentar esses vários fenômenos medianímicos, não tive mais nenhuma dúvida acerca da existência e do poder curador da energia sutil e soube que queria aplicar isso na minha prática. Mas percebi que, primeiro, precisava verificar de alguma forma minha intuição de modo mais objetivo, tanto para meu bem como para o de meus clientes. Isso me fez estudar cinesioterapia, uma terapia holística que usa testes musculares para avaliar todos os aspectos da pessoa – estruturais, emocionais, químicos e energéticos – e escolher um tratamento ou tratamentos para restabelecer o equilíbrio e a harmonia entre eles. Após a conclusão dessa formação em cura, aconselhamento e cinesioterapia, parti para a prática como profissional de saúde holística, e mais tarde acrescentei à minha rotina a psicoterapia integrativa.

Minha vida pessoal também mudou. Depois de muitos anos, meu marido e eu reconhecemos que nossos desenvolvimentos tinham tomado rumos diferentes, e concordamos em seguir nossos respectivos caminhos divergentes. Eu estava vivendo em Londres, mas durante toda a minha vida adulta visitei frequentemente minha família na Escócia. E, quando percebi que a saúde de meus pais estava começando a piorar, eu me reprogramei rumo ao norte, ao mar, a eles. Embora possa parecer muito altruísta, creio que fui motivada por uma profunda necessidade de tentar corrigir as coisas e curar o passado. E havia muita coisa para curar.

William, meu pai

William, o marido de mamãe e meu pai, nasceu em 1911. Foi o primeiro de dois meninos e se criou em uma próspera cidade no sudoeste da Escócia, onde seu pai foi um alfaiate respeitado. Certo dia, quando tinha apenas 11 anos, ele voltou para casa, e ao abrir a porta, encontrou seu pai caído no chão, imóvel, morto. Acredito que essa experiência chocante ficou calcada na sua psique e o afetou emocionalmente para o resto de sua vida.

William foi um rapaz brilhante que, depois de sair do colégio, foi para a bolsa de valores de Glasgow. Contudo, a Depressão dos anos 1930 pôs fim à sua excelente carreira, e ele passou para o mundo bancário, que era mais seguro. Quando eclodiu a guerra, ele foi para o Exército e ascendeu até o grau de major. Durante esse tempo, conheceu e casou-se com mamãe. Depois da guerra, ele voltou para a vida civil e sua carreira em um banco.

William era delgado, inteligente, charmoso, sociável e íntegro. Assim, encaixava-se bem na sociedade conservadora na qual vivia e levou uma existência extremamente ordenada. Ele costumava dizer que os anos no Exército tinham sido os melhores de sua vida – um tempo em que estava em um ambiente aberto, em movimento e sempre enfrentando novos desafios. De volta para casa, papai satisfez essas necessidades por meio de sua paixão pelo golfe, que o acompanhou durante toda a vida. Ele era um homem de verdade e curtia o desafio do jogo, bem como a camaradagem de seus companheiros, entre os quais ele era muito popular. Sua segunda casa, o campo de golfe, foi também o lugar para onde escapava quando mamãe estava desesperadamente gritando por atenção. Ele desaparecia em um piscar de olhos, batia algumas bolas de golfe para longe e voltava para casa. Isso lhe ajudou a desafogar suas frustrações de modo seguro. No entanto, sua recorrente recusa em enfrentar os problemas emocionais de sua esposa gerou um padrão de comunicação limitado que continuou durante toda a vida deles.

Naquele tempo, homens e mulheres tinham papéis nitidamente definidos. Se mamãe tivesse aceitado seu papel, como fazia a maioria das mulheres, sua vida poderia ter sido menos complicada. Mas, sendo uma pessoa criativa de mente independente, ela se rebelou contra ele. E o que os dividia não eram apenas as diferenças de opinião sobre se uma mulher casada deveria ficar em casa ou se poderia tentar uma carreira. Como a maioria dos homens de seu tempo, papai não mostrava suas emoções, enquanto mamãe ansiava por uma maior conexão emocional. Com fome de amor, ela esperava de seu marido outras formas de generosidade, mas papai não atendia suas demandas. Ele tinha se criado em uma época de austeridade e tinha grande cuidado com o dinheiro, enquanto mamãe gastava ou dava cada centavo que caía em suas mãos.

Até mesmo quando se tratava de algo de que ambos gostavam, como dançar, não se sintonizavam. Com a primeira nota tocada por uma banda tradicional de *jazz*, papai batia o pé e clicava seus dedos, enquanto mamãe flutuava pelo espaço, em êxtase, ao som de música etérea. E assim foi a situação – um caso clássico de "homens são de Marte, mulheres são de Vênus" – que se deu em uma época intransigente.

Para fazer jus a papai, devo dizer que ele estava em uma situação muito difícil em relação à saúde mental de mamãe. Ela rejeitava qualquer ajuda e, se ele tivesse forçado uma avaliação médica, ela poderia ter sido internada em uma clínica, local popularmente chamado de "hospício dos loucos", no qual teria sido desesperadamente infeliz. O estigma atribuído a esse fato teria sido incompatível com o emprego e a posição de papai na comunidade local, e ele ficaria impedido de sustentar sua família. Mas, se ele deixasse que mamãe voltasse a trabalhar, especialmente enquanto as filhas ainda estavam pequenas, as pessoas presumiriam que ele estava com dificuldades financeiras. E, de fato, quando, depois de muitos anos, ele relutantemente permitiu que ela voltasse a dar aulas, seu melhor amigo perguntou-lhe discretamente se precisava de ajuda financeira.

Sendo a respeitabilidade em pessoa, em anos posteriores, papai considerava o alcoolismo de minha irmã altamente embaraçoso e, já que ela morava na mesma cidade, ele não conseguiu escapar da situação. Contudo, quando minha irmã já não tinha mais condições de cuidar de sua filha, ele, aos 74 anos, assumiu de bom grado a responsabilidade, ao lado de mamãe, e deu à sua neta um lar seguro e carinhoso. De sua maneira, ele tentou corajosamente ajudar minha irmã, mas infelizmente sem sucesso.

Por toda a nossa vida, papai e eu tivemos um laço inabalável, nascido, quando era pequena, de nossa necessidade de partilhar nossos sentimentos de desespero e ira acerca de mamãe. Embora eu abandonasse de vez em quando as estreitas pistas "aparadas" do percurso dele e passasse para os âmbitos rudes e selvagens da natureza, com o tempo, ele chegou a apreciar o valor de minha maneira de estar no mundo. Na sua idade avançada, ele sabia que podia contar comigo. Seu amor por mim e o meu por ele nunca vacilaram.

Depois da morte de minha irmã Fiona, ele nunca mais a mencionou. Talvez tivesse aprendido a suprimir suas emoções aos 11 anos, quando seu pai faleceu tão de repente. Ou talvez fosse simplesmente o jeito dos homens escoceses daqueles tempos em que tinham lutado na guerra pelo rei e pela pátria.

Muito independente por natureza, ele continuou a viver na sua própria casa ainda mesmo depois de seus 90 anos. Apesar das deficiências da idade avançada, seguia em frente independentemente, e continuava dirigindo seu carro e jogando golfe quase todo dia. Mas a vida tem uma maneira estranha de nos ensinar as lições que precisamos aprender, e para meu pai, não houve exceção.

Fiona, minha irmã

Fiona entrou na constelação de nossa família em 1946. Foi a caçula de meus pais, minha irmã mais nova. De pequena, Fiona tinha um aspecto angélico com seu cabelo encaracolado loiro dourado e seus reluzentes olhos azuis. Ela tinha uma inocência e uma fragilidade que a tornaram querida por todos. Aos 2 anos, sofreu um profundo trauma. Uma grave infecção renal levou-a da noite para o dia a um hospital distante onde ficou por três semanas, sozinha, separada de sua família e de tudo que conhecia. De acordo com as regras bárbaras daqueles dias, as visitas eram limitadas a uma hora, uma vez por semana. Hoje sei que, possivelmente, essa separação em uma idade tão tenra tenha contribuído para sensações de profunda insegurança, no seu íntimo.

Quando éramos crianças, éramos muito próximas e, como sua irmã mais velha, tentei protegê-la dos problemas que surgiam constantemente na nossa vida. Eu a tirava da cena do conflito e lhe dava seus brinquedos, na esperança de distraí-la. No entanto, assim como eu, ela estava exposta ao comportamento imprevisível e oscilante de nossa mãe e às incessantes tensões entre ela e papai. Não havia como fugir disso. Na escola, o desempenho de Fiona ficou abaixo das altas expectativas de nosso pai e, sendo a segunda filha, ela não foi estimulada tanto como eu. Quando adolescente, eu testei constantemente os limites e tive brigas sem fim com meus pais. Fiona, por sua vez, era submissa.

Depois do colégio e um breve período trabalhando no exterior como babá, Fiona voltou ao Reino Unido e trabalhou em uma companhia aérea como comissária terrestre. Ela ficava deslumbrante em seu belo uniforme azul. Nos anos 1960, viagens aéreas eram algo muito exclusivo, e trabalhar em companhias aéreas era o sonho de qualquer moça. Por meio de seu trabalho, Fiona gozou de viagens exóticas e de uma vida boa, e foi naquele mundo que encontrou seu primeiro marido. No entanto, na casa dos 20, essa mesma vida boa a levou a criar uma dependência do álcool.

Depois de um lindo casamento, ela ficou grávida. Sua neném, Emily, nasceu muito prematura, pesando somente um quilo. O parto a fórceps, relativamente comum naquele tempo, machucou a cabecinha de Emily e causou uma leve espasticidade no lado direito de seu corpo. Emily é uma sobrevivente, em tudo, e ninguém diria que ela havia passado por esses desafios em sua primeira infância. Sua mãe, porém, nunca parecia encontrar sua própria força e seu equilíbrio.

Após alguns anos, o casamento de Fiona rompeu-se, e ela voltou para casa, para que nossa mãe pudesse ajudar com sua neném. Casou de novo, mas também esse casamento não deu certo. Ela continuava a beber e, apesar do constante apoio de todos e após muitas tentativas fracassadas de parar, perdeu finalmente a guarda de sua filha.

A dependência do álcool fez a vida de Fiona deteriorar-se sem trégua. Por mais de vinte anos, senti que eu tinha perdido completamente minha querida irmã caçula. Agora, não tínhamos nada em comum e nada para conversar, e foi difícil visitá-la. Seu apartamento tinha um odor típico, azedo e ácido, que eu associava ao álcool, e um cheiro abafado de cigarros pairava no ar. Mais de uma vez, quando ela abria o armário para tirar saquinhos de chá, eu via que havia somente um mínimo de alimentos.

Fiona estava ciente de que eu desaprovava seu abuso da bebida, e, quando ela sabia que eu vinha para a Escócia, ela parava de beber abruptamente e sofria de sintomas de abstinência. Em duas ocasiões, eu a encontrei caída no chão por causa da repentina falta total de álcool. Eu me sentia culpada porque sabia que, sem querer, eu tinha causado esses *blackouts*. Depois desses incidentes, cada vez que eu ia visitá-la, meu coração batia desenfreadamente quando eu chegava à sua porta, porque ficava me perguntando o que eu encontraria do outro lado.

Todos tentaram ajudar Fiona. Mamãe, que era generosa por natureza, dava-lhe dinheiro para comprar comida – mas esses recursos bem-intencionados apenas serviam para piorar seu problema com a bebida. Eu tentei conversar com ela, mas sem sucesso. Papai pagou um tratamento, e assistentes sociais trabalharam com ela incansavelmente por muitos anos. Mas a dependência de álcool é uma doença cruel – ela assume o controle total sobre a vida de suas vítimas. Fiona não foi uma exceção e, com o passar do tempo, ela se afundou cada vez mais em seu abismo.

Certo dia, estando no exterior, recebi um telefonema urgente com a notícia de que Fiona estava na UTI. Sem que eu soubesse, ela tinha sido internada dois dias antes, com pancreatite aguda, uma doença relacionada ao álcool. Cancelei tudo, juntei meus pertences, chamei um táxi e peguei o avião seguinte para casa. Eu sabia que Fiona não tinha muitas reservas para sobreviver por muito tempo e temia que, em breve, eu estaria lidando com a primeira das mortes na família que se havia antecipado.

Na frente das portas trancadas da UTI, meu coração parecia que ia sair pela boca. Memórias repentinas tipo *flashbacks* lembraram-me dos momentos em que eu tinha ficado na frente do apartamento de Fiona, com medo do que eu iria encontrar lá dentro, e também do momento de criança quando eu tinha ficado na frente do dormitório dos meus pais, perguntando-me se minha mãe, do outro lado, estava morta. Cá estava eu de novo.

Meus pais eram muito idosos e frágeis para lidar com a morte iminente de sua filha, e Emily estava em estado de choque. Eu, porém, tinha aprendido muito cedo a dar conta de certas situações, e agora eu precisava mobilizar todos os meus recursos interiores. Dois dias mais tarde, permiti aos médicos desligar a máquina que estava mantendo minha irmã viva. Fiona faleceu, aos 53 anos, comigo ao seu lado.

Seis meses antes de sua morte, Fiona, orgulhosamente, tinha dado a mamãe um presente de Natal cuidadosamente escolhido. Era uma grande imagem emoldurada de uma jovem mulher de aspecto angélico, com um ar triste e frágil, braços estendidos e em um vestido comprido que caía solto até os pés. Impresso sobre essa figura etérea havia um padrão decorativo que se parecia com as linhas pretas de um pavimento confuso. Essa imagem perturbadora, juntamente com seu imaginário vivaz, encerrava a tragédia da vida de Fiona e está gravada na minha psique até hoje. Não obstante os efeitos entorpecentes e debilitantes do álcool, à medida que Fiona se aproximava de sua morte, ela sabia com clareza absoluta qual seria seu destino, ainda que em um plano inconsciente. Ninguém percebeu naquele momento, mas hoje tenho clareza absoluta de que o presente que Fiona deu à sua mãe foi na realidade um anúncio de sua morte iminente.

Anos depois, na casa de repouso, mamãe contou-me algo completamente inesperado e surpreendente sobre Fiona. Ela revelou algo que poderia ter sido o verdadeiro sentido da vida de Fiona, sem o qual nossa história com todos os seus mistérios nunca teria sido contada. À medida que você nos acompanhar na nossa jornada do coração e da alma, descobrirá também qual foi esse sentido.

Transgredindo as regras

Para nós, escoceses perspicazes, particularmente para a geração de meus pais, não é comum expor nossas vidas privadas da maneira como faço neste livro. Minha justificativa para "transgredir as regras" é cumprir o desejo explícito de minha mãe, a saber, de que outras pessoas pudessem aprender com nossas experiências. Para que as curas profundas que vivemos possam ser integralmente apreciadas, precisei contar as histórias pessoais dos membros de minha família e explicar as dinâmicas que estavam se operando nelas. Foi com certa relutância que escrevi tão francamente sobre minha família e sobre mim, e mudei os nomes de algumas pessoas para proteger sua privacidade.

Aventurando-se a seguir em frente

Com todos esses pensamentos em mente, e se nossa jornada for feita com desapego, talvez hesitantemente, vamos descobrir coisas que poderiam parecer impossíveis – basta olhar, escutar e sentir. Portanto, convido você agora a dar um passo do ordinário para o extraordinário e, de coração e mente abertos, acompanhar minha mãe e a mim em nossa infinita jornada do coração e da alma.

A JORNADA DO CORAÇÃO E DA ALMA

INTRODUÇÃO À NOSSA JORNADA

"Uma enxurrada de iluminações, muita luz."

Pat

2003

É verão, e estou visitando mamãe na casa de repouso. Ela já está aqui há quase um ano, e a cada visita percebo sua crescente fragilidade.

Ver mamãe nesse estado enfraquecido lembra-me de um evento crítico que ocorreu nove meses antes. Eu estava dormindo no meu apartamento em Londres, e por volta das 3 horas da manhã tocou o telefone. Foi a enfermeira noturna da casa de repouso. Ela me informou que a encarregada da ronda feita de meia em meia hora tinha encontrado mamãe profundamente inconsciente e, mesmo depois de muitas tentativas, ainda não tinha conseguido acordá-la. Já tinham chamado uma médica, e alguém me avisaria assim que houvesse novidades. Uma hora mais tarde, meu telefone tocou de novo. Com o coração batendo, escutei angustiadamente a médica. Ela me disse que mamãe tinha se recuperado e que, para a grande surpresa de todos, parecia não ter sofrido qualquer efeito colateral. Ela me explicou que mamãe provavelmente tinha sofrido um ataque isquêmico transitório (AIT), um mini AVC, comum em pessoas de sua idade, e que outros poderiam seguir.

Ao recordar esse evento que levou mamãe à beira da morte em novembro passado, fico ciente de sua vulnerabilidade e de minha necessidade de ficar mais atenta. Por isso, decidi cancelar uma viagem de férias iminente ao exterior, para poder estar com ela. Já que fico na nossa casa logo ao lado, posso dar um pulo na casa de repouso frequentemente e passar muito tempo com ela. Felizmente, ela se recuperou e está bem o suficiente para que eu a leve na cadeira de rodas para passeios ao ar livre e para visitas ao jardim da nossa casa.

Um dos resultados de todo esse contato é que estou sentindo como está se desenvolvendo uma maravilhosa proximidade entre nós.

(*Observação*: ao ler nossas conversas, você perceberá que, às vezes, nosso diálogo não flui da maneira como aconteceria em uma conversa comum. A razão é que as editei. No entanto, não sacrifiquei nada do cerne do conteúdo, e as anotações de meu diário estão exatamente como eu as registrei, em todos os seus aspectos.)

NOSSA JORNADA TEM INÍCIO

"É difícil estar trabalhando entre dois mundos."

Pat

Sábado, 16 de agosto de 2003

Encontro mamãe sentada confortavelmente em uma poltrona no seu quarto. Ela tem à sua disposição uma cama, duas poltronas, um guarda-roupa, uma cômoda e uma mesinha de cabeceira, todos acessórios-padrão. Mas o quarto está caloroso e aconchegante, com muitas lembranças do passado. Fotos de familiares e amigos migraram para essas paredes. Uma colcha colorida, que mamãe e eu tricotamos, cobre agora o encosto de sua poltrona. Sobre a cômoda encontra-se uma caixa aberta de chocolates com gengibre, os prediletos de mamãe, ao lado de cheirosos produtos de higiene pessoal e uma coleção de cartões com mensagens de amor.

Apesar de tudo, mamãe tem um aspecto bom para alguém que tem 88 anos. Seus olhos azuis inquisidores são o primeiro detalhe a chamar a atenção, em contraste vívido com sua pele pálida e seus curtos cabelos brancos. Ela tem a constituição delgada característica de alguém que tem sofrido toda uma vida de ansiedade e, embora as devastações do Alzheimer a tenham deixado fraca e mais ou menos confinada à cadeira de rodas, sua postura é boa, com um ar de graciosidade sutil.

Hoje, ela está usando uma blusa de lã azul que deixa seus olhos ainda mais vívidos. Uma saia plissada cobre folgadamente suas finíssimas pernas e faz seus pés, aninhados em chinelos macios marrom-amarelados, parecerem desproporcionalmente grandes. Seu cabelo está bem-arrumado e acaba de ser lavado e penteado pela cabeleireira que atende a casa de repouso.

Quando entro, ela esboça um sorriso, evidentemente contente de me ver. Dou-lhe um beijo e puxo uma poltrona para o lado da sua, para poder olhar no seu rosto e segurar sua mão delicada.

Eu:	*Olá, mamãe. Que bom ver você. Como vai? Como você está?*
Mamãe:	*Razoavelmente. Você me ama, Margaret.*

Sinto-me tocada por sua observação muito direta – ela diz exatamente no que está pensando. Mamãe está agora tão frágil, e estou sentindo uma profunda compaixão por ela. Não é claro se seu comentário é uma afirmação ou uma pergunta, ou os dois. Seja como for, sei que devo reforçar sua observação positiva.

(*Observação*: embora eu me chame de Maggie há muito tempo, meus pais sempre me chamaram Margaret, um nome escocês tradicional que é meu primeiro nome.)

Eu:	*Sim, mamãe, eu amo você.*
Mamãe:	*Eu sempre fiz o melhor possível.*
Eu:	*Sim, eu sei, é verdade.*
Mamãe:	*Eu sou uma pessoa má.*
Eu:	*Oh, mamãe, como você pode dizer isso? Você é maravilhosa. Você é uma pessoa boa.*

Isso foi completamente inesperado, e que ela esteja se sentindo assim, no seu íntimo, me deixa triste. Por que hoje? Por que agora? Estou me perguntando o que desencadeou esse pensamento. Ela está tão vulnerável e lutando com tanta delicadeza, sem se queixar, para lidar com uma doença devastadora e irreversível. Não há nada de mal nela. Meu coração volta-se para ela, e quero tranquilizá-la e sanar a situação. No entanto, no passado, ela e eu passamos por tempos muito sofridos, e tenho uma forte suspeita acerca da origem desse pensamento. Será que foi desencadeado por minha chegada? Essa ideia causa-me certo sentimento de desafio.

Por causa do Alzheimer, parece que o véu que separa sua mente consciente da mente inconsciente está ficando mais fino, permitindo que pensamentos antigos passem de seu inconsciente para a superfície. Querendo reagir a algo que me parece um convite para uma conversa aberta, encontro-me na posição incomum de estar relacionada com ela como sua filha e, ao mesmo tempo, como terapeuta. Digo-lhe que podemos fala sobre qualquer coisa que ela deseje, e ela o aceita, manifestando a confiança que está depositando em mim. Estou absolutamente ciente da responsabilidade que isso acarreta para mim.

Ela se inclina para mim, desde a sua poltrona, seus olhos procuram meu rosto, ela acena em sinal de aprovação e olha para mim, esperando ansiosamente que eu continue. Conversamos sobre muitos temas diferentes, inclusive nosso relacionamento. Segurando sua mão, eu lhe digo que sei que ela sofreu terrivelmente dos nervos e que isso tornou a vida muito difícil para ela... e para todos nós. Continuo dizendo-lhe que ela teria feito as coisas de forma diferente se pudesse. É fácil olhar para trás, agora, e desejar que a vida tivesse sido diferente, mas, na época, ela fez o melhor que conseguiu fazer. Revisitar o passado sem julgamento permite-lhe encarar as coisas que a preocuparam: suas violentas explosões incontroláveis, suas ameaças de suicídio. Para minha surpresa, em uma única conversa fazemos progressos que normalmente precisariam de meses de terapia.

A experiência tem um caráter emocional e ao mesmo tempo de afirmação e cura para ambas. Estou muito contente com sua abertura para essa exploração honesta e até mesmo esperando futuramente outras conversas francas como essa. Nunca imaginei que teríamos algum dia a possibilidade de abrir nossas almas uma para a outra e muito menos de forma tão disposta.

Depois de nossa "terapia" e reconciliação, mamãe me homenageia, dizendo:

Mamãe: *Você tem sabedoria, Margaret. (com uma voz de real autoridade) Você tem muito tempo para fazer o bem.*

Que mensagem maravilhosa de despedida! Como ela sabe? Volto para nossa casa e subo para meu quarto, animada e encorajada com essa conexão recuperada com mamãe, e admirada com o fato de isso acontecer na sombra de seu Alzheimer. Estou muito impressionada com a mudança de mamãe e o que ela está dizendo. Suas palavras tocam meu coração e são um pouco incomuns, e assim decido anotá-las. É o início do meu diário.

Tranquilizada por essas experiências positivas com mamãe, vou a Londres, antecipando com alegria a volta em algumas semanas.

(*Observação*: as datas das entradas no meu diário indicam quando estou com mamãe, enquanto uma linha abaixo de uma seção sinaliza que fui embora e voltei. Durante essas ausências, procuro todo dia falar com ela por telefone. Quando volto de minha vida agitada em Londres, sempre demoro um pouco para desacelerar e me "sintonizar" de novo com ela. Além disso, como ela sofre de Alzheimer, é provável que tenham ocorrido mudanças durante esses intervalos.)

Sábado, 6 de setembro de 2003

Noite. Acabo de chegar de Londres. Estou visitando mamãe, ela está sentada na cama.

Eu: *Olá, mamãe. Que bom ver você. Como vai? Como você está?*

Nas visitas, procuro saudar a mamãe sempre da mesma forma, para assim estabelecer certa familiaridade e uma zona de conforto para ela.

Mamãe: *Regular, Margaret. Você tem um rosto bonito. Seus cabelos loiros são lindos. Seus dentes são lindos. Cuide deles – você os tem somente uma vez.*
Eu: *Obrigada, mamãe, é isso que vou fazer.*

Gosto de seus elogios, porque eles vêm de uma genuína afeição. Em razão de seu Alzheimer, ela comenta o que vê sem o filtro ou a censura normais que nós aplicamos antes de dizer alguma coisa. É uma sensação estranha que alguém fale sobre mim de modo tão direto.

Mamãe: *Eu me sinto tão inútil. Eu sei que deveria fazer alguma coisa. Parece que não é certo não ter nada para fazer. O que eu deveria estar fazendo, Margaret? Quem está cuidando da casa?*
Eu: *Não se preocupe, mamãe, estamos cuidando de tudo. Você trabalhou duro toda a vida, agora está na hora de você relaxar e curtir a vida, sem ter responsabilidades.*

É uma ansiedade recorrente de mamãe, mas, depois de conversar sobre isso, ela relaxa e continua:

Mamãe: *Muitas vezes tenho sonhos. Meus sonhos estão bonitos, claros... livres, fantasiosos, alegres.*
Eu: *Fale-me sobre eles.*
Mamãe: *Na minha infância aprendi coisas que agora me ajudam.*
Eu: *Que coisas, mamãe?*

Ela não consegue dizer, mas depois continua:

Mamãe: *Quando você estiver vendo pedacinhos flutuando, voando daqui, você saberá que sou eu.*

Estou tentando imaginar isso. Penso que ela pode estar se percebendo como forma energética quando não estiver mais aqui fisicamente. Será que ela se refere a corpos energéticos, faíscas de luz que aparecem de súbito, aparentemente do nada, e logo desaparecem? Que místico!

Estou acariciando mamãe. Como terapeuta energética e entendendo sua observação sobre "pedacinhos voando daqui" como uma descrição de sua energia, sintonizo-me imediatamente com sua aura, o campo energético invisível que cerca seu corpo. Conecto minha mente à aura de mamãe.

Mamãe: *Você é tão boa. Você tem um toque maravilhoso.*
Eu: *Está acontecendo algo mais.*
Mamãe: *O que você quer dizer?*
Eu: *Nossas energias estão se conectando, são conexões maravilhosas, mamãe. Isso é bom!*
Mamãe: *(Fecha os olhos) Sim, é maravilhoso. Eu não estou morta. Isso precisa de tempo. Ainda não estou pronta.*

Ela sente a conexão e gosta disso. É a primeira vez que ela menciona explicitamente a morte, e estou um pouco chocada, embora muito aliviada de ouvir que ela ainda não está indo embora. Seu comentário sobre a morte indica que minha suposição foi certa – ela estava se imaginando como forma energética depois de sua morte.

Mamãe: *Quero dançar.*

Mamãe adora o compositor Debussy, por isso toco um CD de *Clair de Lune*. A música leve, transcendental expressa tudo que ela é como dançarina. No passado, ao ouvir essa música, ela teria se levantado espontaneamente e dançado pela sala sem perceber nada em torno de si, muito para o embaraço de meu pai, que teria se escondido atrás de seus jornais até o fim de sua alegre apresentação.

Eu: *Você quer que eu a ajude a se levantar e dançar, mamãe?*
Mamãe: *Não preciso de ajuda.*

Mais cedo naquele dia, mamãe havia dito que ela não precisava de uma cadeira de rodas, mas na realidade está precisando muito dela. Essa rejeição de ajuda indica que ela está se percebendo como era, e não como está agora.

Mamãe: *(Enfaticamente) Sonhos – a verdade. Eles precisam dizer a verdade! Não quero fazer nada de errado.*

Em toda a sua vida, mamãe foi uma pessoa de grande integridade e alguém que sempre procurou a verdade. Portanto, fiel ao seu caráter, ela está agora procurando a verdade e não quer fazer nada de errado. Parece que este é um tempo para colocar as coisas em ordem.

Nem todos os sonhos têm grande significado, mas a maioria de nós já teve alguma vez um sonho especial que transmitiu uma mensagem importante.

Mamãe e eu temos muito contato visual prolongado. Tenho percebido que ela muitas vezes olha fixamente para alguma coisa e imagino que é porque sua atividade cerebral esteja desacelerando.

Eu: *(Rompendo nossa conexão silenciosa) Obrigada por me ensinar.*
Mamãe: *O quê?*
Eu: *Sobre estar presente no momento.*

Quando mamãe olha para mim com esse olhar fixo, entro em um estado de serenidade, de estar presente no momento, de estar inteiramente presente. Fico em uma zona atemporal, em um espaço sagrado. Há muitos anos, aprendi sobre esses estados alterados da consciência, e naquela época não imaginei que estaria compartilhando essa experiência agora com ela.

Eu: *Você é um espírito livre e sempre será.*

Eu me lembro do espírito pioneiro de mamãe e sua luta para expressar-se em uma sociedade muito rígida. Ela já havia mencionado a palavra "livre" antes nesta conversa, e quero ajudá-la a se conectar com seu espírito e saber que ele ainda está livre, mesmo que seu corpo não esteja.

Minha própria jornada espiritual está contribuindo para minha compreensão daquilo que mamãe está dizendo e daquilo que está acontecendo com ela, e também leva a muitas de minhas respostas, perguntas e observações.

Eu: *Qual a lição que eu preciso aprender?*

Assim, reconheço que ela também tem sabedoria.

Mamãe: *De estar verdadeiramente presente no momento.*

Que resposta profunda! Temos um longo contato visual silencioso durante esse tempo, e conseguimos olhar uma para a outra sem que nada interferisse. É muito puro, e para mim é como o momento da verdade do qual ela está falando.

Terça-feira, 23 de setembro de 2003

Estive em Londres e acabo de voltar. É de noite, e mamãe está no seu quarto. Ela parece ansiosa para falar.

Eu: *Olá, mamãe! Que bom ver você. Como vai? Como você está?*
Mamãe: *Bem, obrigada, Margaret.*

Talvez você tenha percebido que mamãe responde minha saudação inicial familiar com "razoavelmente" (sentido: "não muito bem"), "regular" (sentido: "OK") ou "bem" (sentido: "muito bem"). Mamãe parece recorrer aqui a termos que ela usava no passado como professora, quando avaliava os trabalhos de seus alunos. Sua resposta me ajuda, porque me dá uma interpretação momentânea de como ela está se sentindo e me permite reagir adequadamente.

Minha saudação também tem se tornado um sinal para que ela comece a me contar o que está ocupando sua mente.

Mamãe: *É difícil estar... trabalhando entre dois mundos.*
Eu: *Dois mundos – conte-me mais, mamãe. Estou realmente interessada.*

Ela não responde.

Trata-se de uma alucinação, uma impressão ou uma conexão profunda com alguma outra dimensão? A afirmação de mamãe é uma enorme surpresa para mim. Estou ansiosa para ouvir mais. Parece que ela está me oferecendo uma escolha importante: ou ficar firmemente fixada neste mundo ou estar aberta para sua experiência de um mundo diferente e explorá-la com ela. Estou consciente de que a opção pela última alternativa estabelecerá um precedente para todo o restante de nossa jornada.

Percebo que ela disse primeiramente "*estar*" e depois o corrige para "estar *trabalhando* entre dois mundos". Ou seja, ela sabe que tem trabalho a fazer. Estou curiosa sobre o que poderia ser e me pergunto quais outras afirmações misteriosas ainda estão por vir.

Mamãe: *Eu tenho paciência.*
Eu: *Sim, mamãe, é verdade, você tem paciência.*

Estou feliz em ouvir mamãe falar de forma tão afirmativa sobre si, especialmente depois de suas observações autodepreciativas há apenas um mês.

Fico pensando na grande aproximação que conseguimos durante as últimas semanas. Nossa jornada começou quando mamãe não estava bem, e ela e eu começamos a nos aproximar. Ela encarou alguns antigos traumas emocionais, e encontramos a reconciliação. A seguir, conectamo-nos às sutis dimensões energéticas – e parece que isso estendeu sua consciência para um outro mundo! Agora, ela afirma ter a virtude da paciência.

Certamente, ela está encontrando sua própria voz, e estou contente em ser testemunha e parte desse processo empoderador, especialmente diante do fato de que o mal de Alzheimer tantas vezes despoja uma pessoa de poder e no final a reduz ao silêncio e a um estado de um aparente nada. Começo a me perguntar se, em vez disso, mamãe poderia estar experimentando um processo de evoluir para outro estado de consciência.

Depois de me despedir de mamãe na casa de repouso, sigo o caminho para nossa casa, pensando que preciso contar a papai sobre a fala surpreendente de mamãe sobre dois mundos. Aos 92 anos e chegando ao fim de sua vida, ele também deveria pensar nessas coisas.

Entro na sala de estar e vejo papai na sua poltrona, inclinado para frente e com os olhos fixos no televisor, assistindo a uma partida de golfe muito excitante. Contente com minha companhia, ele começa a comentar cada lance. De repente, estou de volta a este mundo, ao mundo dele. Onde está o Outro Mundo agora? Ele parece longe, muito longe. Após o fim da partida, penso de novo sobre o que mamãe disse e me pergunto como poderia começar uma conversa com papai sobre o Outro Mundo.

Mas algo me detém. Aquele canal parece completamente desligado, indisponível.

TRATAMENTOS EXTRAORDINÁRIOS DE CURA

*"Tenho acesso a uma espécie de caixa de primeiros socorros.
Posso ir lá a qualquer momento e pegar qualquer coisa que eu precisar."*

Pat

Quarta-feira, 24 de setembro de 2003

Noite. Mamãe está na cama e parece muito bem acomodada, entrando e saindo do sono. Sento-me ao seu lado e seguro sua mão.

Eu: *Olá, mamãe. Que bom ver você. Como vai? Como você está?*
Mamãe: *Bem. É difícil. Eu tive uma grande cirurgia. Eles tiraram coisas.*

É uma declaração estranha. Será que ela acaba de sonhar com isso? A experiência parece ter surgido da noite para o dia e poderia ser o efeito da purificação emocional que ela e eu estamos empreendendo juntas. Mas ela diz "eles", o que indica o envolvimento de mais de uma pessoa, e não inclui a mim. Diante de sua afirmação anterior sobre trabalhar entre dois mundos, dou um salto de pensamento e me pergunto se a fonte é seu Outro Mundo.

Eu: *De onde eles tiraram coisas, mamãe?*
Mamãe: *Da minha mente. Eles são muito hábeis.*

Como imaginei, essa cirurgia não foi patológica.

Eu: *Quem são eles?*

Ela não responde.

Poderiam "eles" ser entes que a ajudam a partir do Outro Mundo?

Mamãe: *(Enfaticamente) Liberdade é importante, e paciência.*

Estou registrando todas as coisas que mamãe diz serem importantes.

Desde a nossa partilha honesta no mês passado sobre nossas dificuldades passadas e a subsequente reconciliação, estou percebendo que mamãe está mais aberta comigo. Também sua linguagem mudou. Parece que agora estamos juntas em uma jornada filosófica e espiritual.

Mamãe: *Em breve estarei melhor. Não gosto de não poder andar.*

Mamãe, coitada, tem agora muitas limitações e está mais ou menos confinada à cadeira de rodas. Imagino que, para ela, que era dançarina e professora de educação física, essas limitações físicas sejam particularmente difíceis. Pergunto-me se ela acha que ficará melhor nesta vida ou em seu Outro Mundo.

Após minha visita, volto diretamente para casa para rever minhas anotações e gravações enquanto tudo ainda está vivo na minha mente, e passo-as para meu diário. Faço isso após cada visita. Registrar os apontamentos de uma sessão de terapia é algo que faço rotineiramente no meu trabalho de psicoterapeuta, portanto, é uma prática que me é familiar. Também me dá tempo para reflexões e oportunidade para ponderar sobre o possível sentido mais profundo daquilo que mamãe diz e sobre aquilo que está acontecendo entre nós.

Sábado, 18 de outubro de 2003

Mais uma vez, estou de volta à Escócia. Mamãe está com outra infecção no sistema urinário (que são muito comuns em pessoas com Alzheimer). Ela está no seu quarto, sentada na cama, e parece fraca e frágil.

Eu: *Olá, mamãe. Que bom ver você. Como vai? Como você está?*
Mamãe: *Razoavelmente, Margaret. Minhas visitas, duas mulheres, elas falam comigo. Elas vêm umas duas vezes por semana.*
Eu: *Quem são elas? O que elas dizem? Elas confortam você?*
Mamãe: *(Enfaticamente) Eu não preciso de conforto!*

A certeza com a qual ela diz isso é confortante para mim.

Eu não sabia dessas duas visitas femininas regulares e verifico a afirmação, perguntando a uma funcionária. Ela me diz que mamãe não teve esse tipo de visitas. Ora, quem são essas duas mulheres que vêm regularmente e falam com ela?

Mamãe parece estar fraca e precisar descansar. Eu preciso ter paciência e confiar que ela me revelará mais na hora certa.

Domingo, 19 de outubro de 2003

Noite. Mamãe está na cama e parece muito mais animada do que ontem. Dou-lhe um buquê de lírios, e a perfumada fragrância deles enche seu quarto. Ela gosta de flores, e sempre faço questão que ela tenha flores frescas quando estou aqui e deixo uma planta florida no seu quarto antes de voltar a Londres. Estou acariciando sua testa.

Mamãe: *Isso faz bem. Esta é a parte de meu cérebro que está pensando.*

Ela tem razão. Pergunto-me se ela intuiu essa relação pelo meu toque.

Mamãe: *Você tem um rosto lindo. Seus dentes são tão brancos. Cuide deles. Você está forte, firme, firme. Seus olhos não piscam. Você tem olhos penetrantes. Você tem um corpo forte. Este suéter é maravilhoso.*
Eu: *Obrigada, mamãe. Você também é maravilhosa.*
Mamãe: *Você é um consolo tão grande, uma companheira tão boa Margaret. Você é boa.*

Ela repete isso muitas vezes.

Eu: *Eu gosto de passar o tempo com você, mamãe.*

Isso é realmente verdade – é uma alegria estar com ela. Adoro sua maneira espontânea e direta, e sinto muita curiosidade sobre as coisas misteriosas que ela me diz.

Mamãe: *Isso é uma forma maravilhosa de dizer adeus.*

Eu lhe dou um beijo e choro. Não quero que ela vá embora.

Mamãe:	*Chore quanto você quiser.*
Eu:	*São lágrimas de amor, mamãe.*
Mamãe:	*Estou pronta para ir – em alguns dias. Tudo bem com isso?*
Eu:	*Sim.*

Meu "sim" está muito fraco. Evidentemente, não quero que ela vá, mas não quero retê-la se ela estiver pronta. Eu sei que pessoas que estão prontas para morrer às vezes continuam vivas porque alguém próximo delas não está pronto para deixá-las ir.

Mamãe:	*Eu vou adormecer. Não chore por mim. Há parentes que me visitam. Eles me ajudam.*

É confortante para mim ouvir que parentes a ajudam. "Parentes que a visitam" poderia ser uma referência a mim, mas, no contexto do Outro Mundo do qual ela tinha falado, poderia se referir também a parentes que já passaram para o lado de lá e ser outra evidência de que ela está chegando ao fim de sua vida.

Eu:	*Quem são os parentes que visitam você?*

Ela não responde.

Se ela estivesse falando de minhas visitas, ela o teria dito. Portanto, imagino que ela esteja falando de seus parentes falecidos.

Já percebi que mamãe às vezes não me responde quando pergunto sobre algo que ela acaba de dizer. Isso acontece sempre quando a resposta pode ter vindo do *outro lado*. Daqui em diante, quando ela não me responder, vou presumir que o motivo seja este.

Eu:	*Quando você for embora, você vai continuar a me ajudar?*
Mamãe:	*Eu vou ajudar você a ajudar a si mesma.*

Que resposta sábia e inteligente. Não é isso que eu teria esperado de alguém que está sofrendo do mal de Alzheimer em estado avançado.

Mamãe:	*Eu vou encher ambas as bochechas.*

Interpreto isso como uma metáfora de querer me dar muitas coisas boas e alentadoras para dizer. Então haverá mais?

Mamãe:	*Não estou bem, mas não estou com febre. Eu deveria estar com febre.*

Suas palavras mostram que sua vitalidade está muito baixa, e é claro que ela sabe disso.

Mamãe:	*Não gosto de ficar sem meus dentes. Ela tem algumas dentaduras, mas possui ainda alguns de seus próprios dentes.*
Eu:	*Não se preocupe. Você está maravilhosa assim como está. O que vejo é sua alma.*
Mamãe:	*Eu tenho uma alma?*

Meu coração volta-se para ela. Como uma alma tão bela pode não saber de si mesma?

Mamãe é filha de um pastor da Igreja da Escócia, e ela me pergunta se ela tem uma alma! Que vergonha para a Igreja! Considerando o que mamãe tinha comentado, poderíamos supor que ela tivesse um profundo conhecimento sobre a espiritualidade e a alma, mas sua pergunta mostra que tudo que ela está expressando é uma experiência direta e não algo aprendido, rotulado e lembrado.

Eu:	*Cada pessoa tem uma alma. Você é sua alma, e você é uma alma muito bela, mamãe. Obrigada por aquilo que você está me dando.*
Mamãe:	*É precioso, Margaret, e não deve ser ignorado.*

Ela está ciente da importância do que está me dizendo. Eu também, e levo suas palavras muito a sério. Estou contente de que sempre as gravo.

Embora ela não saiba que tem uma alma como tal, ela sabe que aquilo que estamos descobrindo juntas é importante.

Mamãe:	*Não quero ficar no hospital. Quero me levantar e me vestir e sair.*
Eu:	*Você quer se levantar agora?*
Mamãe:	*Não, agora não.*

Reflito sobre tudo que mamãe disse hoje. Será que sua passagem vai acontecer esta semana? Cada vez que penso nessa possibilidade, sinto as lágrimas brotarem.

Estou de volta em casa, com papai. Quando lhe conto o que mamãe disse, ele imediatamente expressa suas próprias necessidades, sensações de vulnerabilidade e pensamentos sobre sua morte. Embora ele tenha mais de 90 anos, ainda não tinha falado sobre isso antes. Meus pais nunca foram realmente capazes de se ouvirem ou estarem presentes um para o outro, por causa de suas próprias necessidades esmagadoras.

Papai: *Dê-me um comprimido. Eu quero pôr fim a isso agora!*

Conversamos sobre a morte e arriscamos tematizar sua morte. Ele não se interessa pelo processo de estar morrendo – ele simplesmente quer que o fim venha rapidamente e sem dor, como seria se ele falecesse dormindo. Ele expressa seu alívio quando digo que ficarei alguns dias a mais, bem como sua preocupação de que terei de lidar sozinha com a morte de mamãe e com sua própria. Tranquilizo papai, dizendo que consigo dar conta de tudo que vier. Surpreendentemente, eu mesma acredito nisso.

Segunda-feira, 20 de outubro de 2003

Mamãe parece contente, sentada em uma poltrona no seu quarto. Estou sentada próxima, segurando sua mão magérrima.

Mamãe: *Você tem olhos amáveis, de um castanho suave. O amor está fluindo entre nós. Você está sendo uma grande ajuda para mim. Todas as coisas boas vêm no fim.*

Este é um momento repleto de amor, e eu também estou sentindo o amor que flui entre nós – a sensação é mútua. Percebi que mamãe tem se tornado muito sensível para aquilo que eu estou sentindo, até mesmo quando não digo nada, e isso permite que fiquemos mais próximas. Ela fala de novo sobre estar morrendo, e, cada vez que ela fala isso, fico perturbada. Estou acariciando-a.

Mamãe: *Estarei por aí por muito tempo. Eu virei até você, visitar você. Você tem tanta sabedoria. Você ajuda Margaret.*

Ela diz que estará "por aí" por muito tempo, mas claramente não neste mundo. O que, então, ela está vendo no futuro? Para mim parece que aquilo que está experimentando está vindo do Outro Mundo.

Quinta-feira, 23 de outubro de 2003

Mamãe está no seu quarto, sentada na cama e parecendo pensativa.

Mamãe: *São momentos muito preciosos, Margaret.*

À medida que ela repete isso muitas vezes, sinto o tempo desacelerar. É lindo!

Mamãe: *Estou indo e vindo, não consigo me lembrar. Obrigada por manter as coisas andando.*

O declínio de sua memória está ficando mais perceptível. Ao escutar, respeitar o que ela diz e responder, eu a ajudo a ficar conectada aos seus mundos. Estou feliz de que ela o reconheça, porque me encoraja a continuar na mesma linha.

Eu: *Obrigada por compartilhar sua sabedoria comigo.*
Mamãe: *Você pode contar isso a outras pessoas.*
Eu: *Obrigada, farei isso.*

Esta é uma clara confirmação de seu desejo de que eu partilhe esta informação com você.

Mamãe: *Eu vejo lágrimas.*

Neste momento, não há lágrimas, mas, mais tarde, elas surgem.

Mamãe: *(Olha consternada) Não chore. (Enfaticamente) Estamos aprendendo que somos imortais, Margaret. Eu estarei por aí. Estarei dando voltas em torno de você.*

Sim, é isso que ela está começando a me mostrar na nossa jornada do coração e da alma: somos imortais. Preciso de tempo e espaço para absorvê-lo plenamente. Que mensagem maravilhosa!

É a segunda vez que mamãe fala de dar voltas em torno de mim, e isso confirma minha interpretação de que ela se esteja imaginando como uma forma de energia.

Recentemente tenho percebido que mamãe desenvolveu um hábito repetitivo de fechar seus olhos e mover sua cabeça de um lado para o outro, esfregando ao mesmo tempo seu nariz e sua testa. Quando ela faz isso, pequenos ajustes musculares em seu rosto mudam sua expressão, mas ela não diz nada. Cheguei a perceber que ela faz isso quando está processando pensamentos. Sua memória está falhando perceptivelmente, e estou tentando captar seus pensamentos antes que eles desapareçam. Por isso, espero até ela parar seu movimento e depois pergunto imediatamente em que ela está pensando, na esperança de que isso ainda esteja em sua mente.

Mamãe: *Você está madura. Você está fazendo uma coisa boa ao estar comigo exatamente agora. Estou me lembrando de toda a minha vida: pés atados, pequenas gotas, você e Fiona (minha irmã falecida).*
(Tocando seu coração) William (meu pai) e eu receberemos aconselhamento. Como está William?

"Estou me lembrando de toda a minha vida": será que se trata de uma *revisão de vida* relatada frequentemente por pessoas que tiveram uma experiência de quase morte (EQM)? Pessoas que tiveram uma EQM muitas vezes dizem que viram, durante o tempo em que estavam clinicamente mortas, toda a sua vida passando na sua frente. Será que isso significa que mamãe vai morrer muito em breve?

"Pés atados" refere-se à prática de amarrar pés de animais (geralmente cavalos) para limitar seu movimento. Interpreto "pés atados" como uma metáfora que mamãe aplica à sua vida, que foi tão limitada. Uma afirmação muito pertinente e triste – estou com vontade de chorar.

"Pequenas gotas" soa para mim como uma referência à minha irmã e a mim quando fomos embriões em seu ventre. Que belo! Que perfeito!

É verdade que mamãe e papai poderiam aproveitar muito um aconselhamento (*coaching*), mas é um termo muito contemporâneo, e eu me admiro que ela esteja usando-o. De onde veio isso?

Mamãe: *Estou tentando mapear meu cérebro.*

Ela repete isso várias vezes.

Mamãe: *Onde estou indo, terei cabelo comprido como o seu. Ele é macio.*

Fico surpresa com essa afirmação. De novo, eu poderia desconsiderá-la como uma divagação de sua mente, mas "Estou tentando mapear meu cérebro" é uma atividade mental consciente e complexa. Ela sabe que está indo para algum lugar, embora não saiba aonde. Também tem uma visão de como seu cabelo será quando estiver ali. Quando ela era menina, seu cabelo era comprido. Será que ela está falando sobre uma existência diferente no Outro Mundo? Os movimentos repetitivos de sua cabeça me mostram que ela está processando muitas informações.

Ela prossegue, usando a palavra "temporal", e eu peço que ela me explique o que quer dizer. Na demência, pessoas muitas vezes têm dificuldade para encontrar a palavra certa para expressar um pensamento, embora possam entender outras pessoas. Contudo, não é isso que parece estar acontecendo no caso de mamãe.

Mamãe: *Temporal, quer dizer, desta vida.*
(Devagar, ela levanta e observa sua mão na sua frente.)
Meu pulso fino, que ridículo.

Meu coração transborda. Ela está olhando deliberadamente para seu pulso velho, muito fino, e sua mão ossuda com os dedos levemente contraídos, e contempla o que está vendo.

Eu: *Não, mamãe, não há nada de ridículo, definitivamente não é ridículo.*
Mamãe: *Meus dedos estão tão finos. Não ficarão finos por muito tempo. (Enfaticamente) A morte não é nada para se ter medo. Não tenho dor. Estou contente.*
Eu: *Isso é maravilhoso, absolutamente maravilhoso, mamãe.*

Mais uma vez, fico atordoada com sua percepção da morte e da vida pós-morte. Ela está descrevendo uma visão de si que me parece ser do Outro Mundo e tem uma percepção muito positiva de como ela será depois de ter deixado este mundo. Claramente, ela não tem medo de estar morrendo, o que me consola muito, não só por ela, mas também por mim mesma e por todas as pessoas que procuram um consolo semelhante.

A predição da morte indica que ela já visitou o Outro Mundo ou teve uma visão antecipada de sua vida ali.

Com as palavras que acabo de ouvir, repenso meus planos e o momento certo de voltar a Londres. Relutantemente, toco no assunto.

Eu: *Preciso tomar uma decisão: ir embora amanhã ou ficar.*
Mamãe: *Fique. Eu ainda não estou pronta para ir. O que você acha, o que está acontecendo conosco, Margaret?*

Ambas estamos cientes de que algo muito especial está acontecendo. Por isso, decido adaptar meus planos e ficar alguns dias a mais.

Eu: *Nossas almas estão se ajudando mutuamente, mamãe.*

Um amigo medianímico me contou que mamãe e eu estamos nessa jornada para nos ajudar uma à outra, e que mamãe me elevará a um nível de vibração mais alto. Sua interpretação foi que mamãe está passando suavemente para o outro lado e segurando um espelho para que eu possa ver isso. Ele disse que esta era a hora da compensação depois de ter tido uma infância tão difícil. Suas palavras ficaram gravadas na minha mente.

Mamãe: *Meu cérebro clareou. A névoa se dissipou. Quero estar na posição certa. Não posso lhe dizer nada mais. Eu tive três ou quatro cirurgias.*

Bem, não sei nada dessas cirurgias, mas ela certamente parece em boa forma. Tudo isso me parece ser um processo. Primeiro, certo número de cirurgias em sua mente para clarear seu cérebro. Depois, assumir a posição certa – mas a posição certa para quê? Mover para onde?

Se este for o fim e se ela não tiver nada mais a me dizer, preciso aceitar a situação, mas suas mensagens animadoras me farão falta. Mamãe tem se tornado o foco de minha vida. Eu nunca teria acreditado que eu diria isso algum dia sobre mamãe, com quem tive tantas dificuldades no passado.

Estou refletindo sobre as coisas que mamãe disse hoje, e estou profundamente comovida.

Sexta-feira, 24 de outubro de 2003

Mamãe está no seu quarto, sentada na cama. Ela está tremendo e agitada. É a primeira vez que a estou vendo assim, e é muito assustador.

Mamãe: *Unidas.*

Estou segurando-a firmemente e acariciando-a carinhosamente. Ela se acalma rapidamente.

Mamãe: *Suas mãos estão tão quentes.*

Eu não estava tentando fazer nada em especial e não tinha percebido que tinha mãos quentes justamente até aquele momento, embora eu tivesse descoberto esse fenômeno quando comecei a trabalhar com energia e cura no início dos anos 1980. As mãos de curadores muitas vezes esquentam quando a energia está fluindo para elas desde a Fonte. É importante frisar que, na realidade, curadores não fazem nada além de focar sua atenção na pessoa, sentir a conexão e deixar a energia irradiar e fluir.

Mamãe: *Seus dentes são tão brancos. Estão ainda bons, apesar de tudo. Seus dentes são como garras. Seu rosto é bonito. Seu rosto é bem-proporcionado.*
Eu: *Obrigada, mamãe.*

Imagino que "ter dentes como garras" seja outra maneira de dizer "assumir firmemente, fazer algo com firmeza". É verdade. Eu sei focar e tocar as coisas.

Mamãe: *Onde está Emily (sua neta)? O que ela está fazendo? Ela sabe que eu tive outra cirurgia?*
Eu: *Emily está em Glasgow. Está trabalhando. Ela não sabe nada de suas cirurgias especiais.*

Emily é a única neta de mamãe, filha única de minha irmã Fiona e minha sobrinha. No início de seus 20 anos, quando conseguiu se firmar como adulta, ela mudou da casa dos meus pais para Glasgow. Há muitos anos, a paixão de sua vida tem sido trabalhar na mídia, particularmente na televisão, e ela continua procurando oportunidades nesse setor altamente competitivo. Ela tem agora 29 anos e frequentemente vem visitar seus avós nos fins de semana.

Mamãe:	*As pessoas que são importantes: Margaret e Fiona. Você tem visto Fiona?*
Eu:	*Mamãe, eu sei que você esqueceu por um instante que Fiona faleceu alguns anos atrás.*
Mamãe:	*Ah, sim, esqueci. Não tem importância.*

Sua recordação de minha irmã é particularmente comovente. Desde o falecimento de Fiona quatro anos atrás, ninguém falou sobre ela – é como se fosse melhor esquecê-la. Mas mamãe não a esqueceu, nem eu.

Depois de alguma conversa:

Eu:	*O que é realmente importante, mamãe?*
Mamãe:	*Pessoas.*

No passado, mamãe estava bastante auto-obcecada; portanto, isso é uma mudança significativa em sua visão.

Minhas mãos estão sobre seu corpo, e estou sentindo a conexão e nossas energias irradiando e fluindo.

Mamãe:	*Uma enxurrada de iluminações, muita luz.*

Ficamos em silêncio, apreciando juntas esta experiência.

Mamãe:	*Ontem à noite, Margaret saiu com alguma coisa em seu ouvido.*
Eu:	*Com que coisa, mamãe?*
Mamãe:	*Com as coisas que eu lhe disse.*

Isso é um grande exemplo de metáfora.

Ultimamente, tenho percebido que mamãe começou a se referir a mim tanto na segunda como na terceira pessoa, como se eu fosse duas pessoas. Às vezes, ela se refere a mim diretamente como "você" ou como "Margaret", e outras vezes é como se eu existisse em sua mente ao lado de outra pessoa que se chama Margaret, como uma sósia. No início, ela disse: "É difícil estar... trabalhando entre dois mundos". Um mundo é provavelmente o mundo físico que ela e eu habitamos. E depois há o Outro Mundo do qual ela tem falado. Onde estou eu? Onde está Margaret? Estou curiosa e preservo essas ideias na mente, para ver como vão se desenvolver.

Mamãe:	*Qual dos olhos é predominante?*
Eu:	*Seu olho esquerdo.*

Minha formação em cinesioterapia e PNL me permite perceber a predominância dos olhos e interpretar seu possível significado para a pessoa. Quando você observa alguém, geralmente um olho parece mais "animado" do que o outro. O olho "animado" é o olho predominante. Embora a predominância dos olhos seja mais ou menos consistente, ela pode mudar temporariamente, por causa de certos tipos de atividade. (Existem também testes para determinar a predominância dos olhos.) Posso ver que o olho esquerdo de mamãe está agora predominante.

Mamãe:	*Isso é uma boa conexão.*
Eu:	*Sim, eu também gosto dela.*

Mamãe era destra, e seu olho predominante era o direito, mas parece que isso mudou recentemente. Eu sou canhota, e meu olho predominante é o esquerdo, daí agora a "boa conexão" entre nós. Incidentalmente, como muitas pessoas canhotas, sou também um pouco disléxica.

Mamãe:	*Às vezes filhos morrem antes de seus pais.*

Isso parece ser uma recordação de minha irmã Fiona.

Depois de uma fase em que não estava bem, mamãe está recuperando sua vontade. Em cada visita, evidentemente, eu lhe ofereço água, e desta vez, ela não quer tomá-la. Brincamos sobre ela ser rebelde.

O comentário de mamãe sobre filhos que morrem antes de seus pais evoca memórias difíceis e muito dolorosas do dia 15 de maio de 1999, quando eu dei aos médicos a permissão para desligar a máquina que mantinha minha irmã viva. Meus pais estavam esperando em uma sala separada do hospital, angustiados. Eu me lembro de que lhes expliquei o que ia acontecer e depois os ajudei quando passaram cambaleando pelo corredor, profundamente aflitos, em direção à UTI para ver sua filha pela última vez. Estavam abatidos demais para ficar. Poucos minutos depois, as máquinas pararam, e houve um silêncio total. Fiona tinha falecido e estava em paz.

Sábado, 25 de outubro de 2003

Mamãe está no seu quarto, sentada na cama e parecendo bem mais forte.

Mamãe: *Posso ficar inconsciente, como se fosse em uma cirurgia com anestesia, ir para longe de tudo e depois voltar. Faço isso muitas vezes.*

Ela está me dizendo que tem controle sobre seu estado e pode optar por ficar em um lugar melhor, talvez o Outro Mundo, e que está fazendo isso por livre e espontânea vontade. A interpretação médica seria que é uma estratégia utilizada por alguém que sofre de depressão, para escapar da situação real. Mamãe, porém, nunca descreveu isso antes, e assim penso que essa estratégia seja nova e claramente muito efetiva.

Mamãe: *Adoro flutuar... os oceanos, água. Faço isso muitas vezes.*
Eu: *Isso parece maravilhoso, mamãe.*

Estamos vivendo em um oceano de energia universal, e, quando nos conectamos a ele, podemos sentir isso e "ir com o fluxo". Quando mamãe descreveu como ela pode ir para longe de tudo e voltar, eu me perguntei se, de fato, sua mente estava deixando seu corpo físico e estava indo para outra dimensão.

Mamãe: *(Ainda no fluxo da consciência cósmica) Pessoas são importantes. Cada pessoa no mundo é importante!*

Isso é um maravilhoso pensamento universal, e mais cedo em sua vida, quando mamãe estava operando no nível da consciência individual, ela não teria feito uma afirmação dessa espécie. Pergunto-me se é um pensamento vindo do Outro Mundo.

Mamãe: *Tento me lembrar de meus pensamentos e não consigo.*
Eu: *Não se preocupe, mamãe. Podemos estar simplesmente no momento presente.*
Mamãe: *Você me dá uma sensação de calma, Margaret.*
Eu: *Estou feliz em ouvir isso, mamãe.*
Mamãe: *Estou rompendo o fluxo, mas seus dentes são lindos.*

Ela está ciente de estar mudando o rumo da nossa conversa e parece resolvida a admirar meus dentes. Já percebi que mamãe me faz muitos elogios, particularmente sobre meu rosto e meus olhos e dentes. O motivo é que provavelmente ela se concentra nessa parte de mim e em nada mais quando estamos conversando. Embora possa parecer que ela esteja me dizendo coisas gentis apenas para me agradar, não acredito que seja o caso. Ao contrário de nós, ela está dizendo exatamente o que está vendo, sem filtrar seus pensamentos antes de falar.

Mamãe: *Preciso resolver algumas coisas com William.*
Eu: *Que coisas?*
Mamãe: *Ele não sente profundamente. Eu às vezes sinto...*

Ao dizer isso, ela fica tensa, eu a seguro, e ela relaxa imediatamente.

Papai, assim como a maioria dos homens escoceses de sua geração, mantém suas emoções bem sob controle, enquanto mamãe está claramente procurando profundidade, sentido e conexão em todos os níveis. Ele a visita regularmente, mas considera a casa de repouso um lugar profundamente deprimente, cheio de pessoas velhas – não como ele, com seus 92 anos! À medida que o Alzheimer de mamãe progride, ele a entende ainda menos do que antes e, impaciente por natureza, suas visitas são sempre breves. Assim que chega, ele já parece pronto para ir embora.

Quero ajudar mamãe a relaxar.

Eu: *Tudo que você precisa fazer é dar um grande suspiro, grande mesmo, e relaxar.*

Ela faz isso.

Mamãe: *Sim, é tão simples. Simplesmente assim. Esta noite você parece pensativa, Margaret. Os olhos. Posso perceber tudo através dos olhos, cada expressão, cada sensação. Isso é bom. Estes tempos juntas estão nos ajudando.*

Isso é verdade e confirma o que meu amigo medianímico me havia dito.

Quando mamãe olha para mim com esse olhar longo e fixo, como ela faz muitas vezes, sinto que ela percebe tudo a meu respeito. Todos nós conhecemos o dito: "Os olhos são as janelas da alma".

Mamãe: *(Em tom de brincadeira) Eu sou uma menina danada. Eu danço.*
Eu: *Dançar é maravilhoso, mamãe.*

Coloco um CD de *Clair de Lune* e danço pelo quarto – para ela e para mim. Estou feliz de que ela esteja experimentando dançar através de mim. Apenas espero que ninguém entre e me veja! Membros da equipe sempre batem na porta antes de entrar, assim espero ter tempo para me recompor se isso acontecer.

Mais tarde naquela noite, de volta a casa com papai, fico pensando sobre as coisas que mamãe me disse sobre o relacionamento deles. Eu gostaria de falar com ele sobre isso. Estou ciente de que eles têm problemas não resolvidos e gostaria que se reconciliassem antes do fim de suas vidas. Tento encontrar uma maneira de começar a conversa e faço várias tentativas interrompidas, mas ele rapidamente desvia a conversa para outros assuntos. Este é claramente um campo interditado.

Domingo, 26 de outubro de 2003

Mamãe está no seu quarto, na cama, muito cansada e sonolenta. Estou particularmente consciente de que tantas viagens de lá para cá me mantêm muito ocupada.

Mamãe: *Estou entediada com a vida. Meus olhos estão embaçados.*

É verdade, é uma tristeza! É por isso que estou passando tanto tempo com ela. Não há muitas coisas que ela ainda possa fazer.

Mamãe: *Seus dentes, eles estão ok?*

Como é que ela sabe que tive problemas com meus dentes? Ela é medianímica! Este é um exemplo claro de sua PEE, percepção extrassensorial excepcional.

Mamãe: *Seu rosto é bem-proporcionado. Lindo.*

Estou massageando seus pés e acariciando-a com carinho.

Mamãe: *Muito importante, muito bom. Você tem mãos quentes. Você vai se lembrar de mim?*
Eu: *Claro que vou me lembrar de você, mamãe. Como eu poderia me esquecer de você? Você é uma parte de mim. E vou me lembrar daquilo que você está me ensinando, especialmente sobre ser amorosa.*

Mamãe: *(Enfaticamente) O importante é o amor.*

Refletindo sobre o amor e a afirmação profunda de mamãe, penso em seu hino predileto:

Oh amor que não me deixa,

Em ti repousa minha alma cansada:

Devolvo-te a vida que possuo,

Para que, nas profundezas de teu oceano, seu fluxo

Possa ser mais rico, mais pleno.

George Mattheson

Eu: *Sim, você tem tanta razão sobre o amor, mamãe.*
Mamãe: *Quando vou passar para onde irei, Margaret?*

Esta é a *grande* pergunta, e evidentemente eu não sei. Preciso pensar rapidamente, sem demora. Sua pergunta confirma que ela está falando a partir deste mundo, mas outras coisas que ela tem dito recentemente indicam que também está mergulhando no Outro Mundo.

Eu: *Para onde você gostaria de ir?*
Mamãe: *Eu gostaria de flutuar... isso seria maravilhoso, flutuar.*
Eu: *Se quiser, você pode ter uma pequena experiência de flutuar agora.*

Para mamãe, uma dançarina, a noção de flutuar vem naturalmente. Por isso, é compreensível que ela queira curtir essa sensação, ainda que por diferentes meios. Flutuar é também um tipo de experiência que pessoas relataram depois de deixar seus corpos em experiências de quase morte ou depois de uma viagem astral. Faço com mamãe uma breve visualização conduzida de flutuar.

Depois disso, fechamos nossos olhos e ficamos em silêncio por um minuto ou dois, e depois:

Mamãe: *Preciso mover minha cabeça para poder respirar bem.*

Pouco antes que ela dissesse isso, eu senti uma dor na frente de meu pescoço e sabia que não era minha – é um exemplo de minha sensibilidade cinestésica ou clarissenciência.

Mamãe: *(Enfaticamente) Sabedoria, isso é importante.*

Estou atualizando minha lista das coisas que ela diz serem importantes.

Mamãe: *Quero uma hora de aulas de piano. Você precisa ir para sua família. Kathleen, eu não a vejo há muito tempo.*

Mamãe parece um pouco confusa, talvez por causa da falta de oxigênio em razão de sua respiração limitada. Seus pensamentos poderiam vir de memórias de sua infância. Kathleen é o nome de sua irmã falecida há vinte e seis anos. De meninas, mamãe e ela tiveram aulas de piano juntas. Se esta for uma memória do passado que ela está experimentando agora, ela mostra como mamãe pode passar quase sem interrupção para um tempo diferente.

Segunda-feira, 3 de novembro de 2003

Mamãe está no seu quarto, sentada na cama, e parece pensativa.

Eu: *Olá, mamãe. Que bom ver você. Como vai? Como você está?*
Mamãe: *Regular, Margaret. Eu sinto que não tenho passado, nem presente, nem futuro.*
Eu: *Como assim?*

Ela não responde.

É uma descrição de nulidade e me parece um estado de total dissociação. Talvez ela esteja verbalizando o que pessoas com Alzheimer experimentam às vezes. Ou talvez ela esteja em um Outro Mundo onde não existe o tempo que nós conhecemos.

Mamãe: *Não consigo me lembrar – duas pontas, é a palavra errada. Tenho ainda dois* tickets. *Eu ainda quero ser capaz de me lembrar.*

"Dois *tickets*" indica duas oportunidades a mais. Enumerar coisas dessa maneira é um código frequentemente usado por pessoas no fim da vida para indicar as opções que ainda têm. Felizmente, apesar de seus recorrentes avisos de estar morrendo, parece que ela ainda não está indo embora.

Terça-feira, 4 de novembro de 2003

Mamãe está na cama, relaxada. Ela parece ter pensamentos, mas não consegue lembrar-se sobre o quê.

Mamãe: *Meridiano, isso é a palavra certa? Canais de pensamento.*

Na acupuntura, meridianos são canais invisíveis através dos quais flui a energia *chi*. Este é um uso interessante do termo "meridiano" e um exemplo de como pessoas com Alzheimer, quando não conseguem encontrar a palavra que querem usar, muitas vezes a substituem por outra palavra que tem um sentido igual ou semelhante. Tanto "meridianos" como "canais de pensamento" têm associações energéticas. Pergunto-me se é isso que ela quer dizer.

Eu: *Vá com o fluxo.*

Mamãe gosta disso, e digo-lhe que lhe mandarei o cartão que confeccionei, com a mensagem "Vá com o fluxo". A voz de mamãe está tão suave e gentil que ela me faz perceber que minha própria voz poderia ser mais calorosa, suave e expressiva. Além disso, ela me dá um *feedback* muito direto e positivo, como "você tem olhos lindos". Eu poderia lhe responder mais da mesma maneira e ser mais direta com ela. Comprometo-me a fazer isso.

Sábado, 15 de novembro de 2003

Estive muito ocupada com minha vida em Londres: encontrando amigos, atendendo clientes, ensinando, caminhando no Parque de Heath, nadando, assistindo a espetáculos de balé e a palestras, e fazendo todas as outras coisas que gosto de fazer quando estou na cidade. Encontrei até mesmo tempo para ir ao dentista, e ele confirmou o problema dentário que mamãe tinha mencionado em um de seus momentos medianímicos.

Ao voltar para a Escócia, encontro mamãe no seu quarto, sentada em uma poltrona, e ela parece estar muito bem. Percebo que ela está usando uma camisa listrada desconhecida que acabou indo parar em seu guarda-roupa, como acontece em casas de repouso. Fazia um certo tempo que não a via, e estou muito feliz por estar novamente com ela.

Eu: *Olá, mamãe. Que bom rever você. Como vai? Como está se sentindo?*
Mamãe: *Bem, obrigada, Margaret. Eu nunca vi tanto amor vindo dos olhos de alguém.*
Eu: *Isso é tão bom, mamãe. Isso é graças a você.*

Sinto-me repleta de amor. É algo que vem do âmago de nossa jornada e mostra que cada uma de nós está reagindo aos sentimentos de amor da outra.

Domingo, 16 de novembro de 2003

Mamãe está na cama.

Mamãe: *Preciso de um amigo.*
Eu: *Que tipo de amigo?*

No contexto de tudo que ela tem mencionado ultimamente, interpreto isso como uma busca espiritual.

Mamãe: *Não sei. Preciso avançar e não consigo.*

Meu coração volta-se para o seu – entendo do que ela está falando.

Mamãe: *Emily e eu, ela ainda não está preparada, ela precisa mais. Mas não se preocupe com isso agora.*

Emily nunca falou sobre a morte iminente de sua vovó, e não acho que ela queira pensar nisso. Ela teve de conviver com o processo da morte de sua mãe. Minha mãe querida precisa avançar, mas Emily ainda não está pronta para lidar com a morte de sua vovó. Imagino que mamãe a esteja protelando até que Emily esteja pronta.

Mamãe: *Quero ser capaz.*

Eu:	*Você será, mamãe. Você será capaz. Você será capaz de se mover livremente e dançar como você quiser. Você terá tudo que você quiser. Você terá tudo que você desejar, tudo que você imaginar.*
Mamãe:	*Vou me lembrar disso. Eu sei do que você está falando, o que você quer dizer.*

É maravilhoso, completamente maravilhoso! Eu sei como criamos a nossa realidade porque aprendi a respeito e muitas vezes experimentei isso em minha própria vida. Mamãe não teve essa orientação, mas ainda assim ela sabe disso intuitivamente. Isso é uma função da alma. É esse tipo de simbiose de coração e alma que permite nossa jornada e "mantém as coisas em movimento".

Mamãe: *Preciso me posicionar para você, para poder ser útil.*

Ela já fez outra referência à "posição" (e também falou disso no dia 23 de outubro). De novo, está pensando em mim. É tão bom saber que ela quer ser útil para mim. No meu coração, eu sei que ela o será, e estou profundamente emocionada. Isso me lembra mais uma vez que meu amigo medianímico me havia dito que mamãe e eu nos vamos ajudar mutuamente. Estamos fazendo isso, sem dúvida.

Mamãe: *O tratamento terminou. Não haverá mais nada. Minha cabeça não está ligada ao meu corpo.*

Socorro! Ela parece a mesma para mim, mas sua autopercepção torna-se de repente muito diferente. O que ela descreve, dizendo que sua cabeça não está ligada a seu corpo, soa para mim como uma experiência de estar fora do corpo. Isso indica um estado de total dissociação e poderia ser a sensação que as pessoas com o mal de Alzheimer experimentam quando partes de seu cérebro não estão funcionando. No entanto, o surpreendente é que ela consegue verbalizá-lo. Já em outra ocasião, ela afirmou que estava em um estado dissociado e me falou neste mundo sobre suas experiências no Outro Mundo. Isso indica que ela, de fato, está trabalhando entre dois mundos.

Mamãe: *Preciso me despedir de Emily antes de ir embora.*

Ao pensar em sua passagem brotam de novo lágrimas nos meus olhos, e sei também que minha sobrinha ficará profundamente abalada. Ela disse: "O tratamento terminou", e pergunto-me se isso é o fim. Penso nos últimos três meses, no nosso compartilhamento íntimo e na bela simbiose que se desenvolveu entre nós. Mamãe me contou coisas absolutamente maravilhosas sobre a vida e a morte, com uma autoridade inquestionável. Quero desesperadamente contar a todo o mundo sobre essas revelações, mas o que mamãe tem dito precisa ser compreendido em sua totalidade, para não parecer pouco substancial. A quem posso contar isso? Quem vai acreditar em mim?

Evidentemente posso contar o que vem acontecendo a papai. Ele vai todo domingo à igreja, e, se o pastor repetisse as coisas que mamãe disse, ele poderia acreditar nele, mas nem mamãe nem eu temos qualquer autoridade perante papai. Eu poderia tentar contar algo a meu filho Paul, mas não posso lhe contar tudo, porque demoraria demais, e desconfio que sua mente racional acolha uma versão mais breve dos eventos com ceticismo. Ele sabe que, no passado, mamãe foi muito complicada, e assim seria difícil para ele entender essa total reviravolta sem presenciá-la pessoalmente. Minha sobrinha Emily é uma pragmatista, também a ela não conseguiria contar. Tenho amigos em Londres que entenderiam essas coisas, mas eles estão muito distantes da situação. Quero realmente que pessoas que conhecem mamãe saibam da sabedoria que ela tem e que celebrem esse fato. Assim, estou sozinha e sem ninguém com quem eu possa partilhar a emoção de minha alma.

Segunda-feira, 17 de novembro de 2003

Mamãe está sentada na sua poltrona, inclinada para frente, e parece um pouco angustiada, não relaxada. Eu a abraço gentilmente, e ela relaxa. Ela começa a falar sobre Emily.

Mamãe: *Há sabedoria nas rachaduras.*

É outra metáfora linda, uma maneira muito poética de dizer as coisas. Eu também estou ciente disso.

Mamãe: *(Falando sobre mim, enfaticamente) Você precisa fazer o que você quer fazer. Você entende isso?*

Isso é muito pertinente. Estou negligenciando minha criatividade e pagando um preço considerável por isso.

Aqui está uma lição para todos nós. Fazer o que gostamos de fazer ajuda a nos aproximar mais de quem realmente somos, e isso, por sua vez, ajuda outras pessoas.

Mamãe: *Preciso lhe dar uma data. E vou fazer isso. Ainda não sei. Quando eu deveria dormir?*

Estou muito aliviada ao ouvir que ela vai me avisar. Quero estar com ela no seu fim.

Mamãe: *Tenho acesso a uma... a uma espécie de caixa de primeiros socorros. Posso usá-la e obter tudo que eu precisar. É maravilhoso... uma injeção no meu cérebro.*
Eu: *Isso é absolutamente maravilhoso, mamãe! Como você faz isso?*

Ela não responde.

Da forma como ela fala da situação, tudo parece tão simples. Talvez seja assim, a gente simplesmente faz. Parece algo que ela esteja iniciando e que consiga acessar a partir do Outro Mundo. No entanto, "uma injeção no meu cérebro" – temo que estejamos chegando ao final de qualquer conversa que faça sentido e que isso possa marcar o fim da nossa jornada juntas como nós a conhecemos. Sinto-me abalada e muito triste com essa previsão.

Sexta-feira, 5 de dezembro de 2003

Faz algumas semanas que não vejo mamãe, e sinto-me um pouco apreensiva. Será que ainda seremos capazes de nos comunicar da maneira como fizemos nos últimos tempos, diante das coisas estranhas que ela disse no final de minha última visita?

É de manhã, e mamãe está no seu quarto, sentada em uma poltrona. Ela parece muito bem, mas tem uma forte tosse.

Eu: *Olá, mamãe. Que bom ver você! Como vai? Mas que tosse que você tem!*
Mamãe: *Regular. Preciso terminar, para Margaret.*

Sei o que ela quer dizer, mas não quero falar sobre isso.

Mamãe: *Eu fiz as duas provas. Eu não fiz nada às escondidas.*
Eu: *Sobre o que foram essas duas provas?*

Ela não responde.

Eu: *Como foram os resultados?*

Mamãe:	*Bons.*
Eu:	*Isso é bom. Você está indo bem, mamãe.*

Já que essas informações parecem estar vindo de seu Outro Mundo, será que são provas que sua alma escolheu para ser purificada e assim poder evoluir espiritualmente? Pessoas como Diana Cooper, que canalizam informações do Outro Mundo, dizem que na senda espiritual há sete iniciações e que cada uma delas compreende aprendizagens e provas. As sete iniciações estão relacionadas com os sete níveis de energia que cercam o corpo. A primeira iniciação compreende o primeiro nível do campo energético, o mais próximo do corpo físico, e pode resultar em um despertar espiritual. A segunda refere-se ao corpo emocional e significa aprender a se responsabilizar pelas emoções. De acordo com minhas observações, de fato, mamãe passou dessas duas provas.

Mamãe:	*(Enfaticamente) Estes são momentos maravilhosos. Lembre-se deles, sinta-os.*

Graças a Deus, ela ainda está se conectando comigo, e de maneira muito bela. Ela é tão sábia. O que é realmente importante é sentir, não pensar. Eu fico parada e sinto isso.

Sensações boas produzem no cérebro endorfinas, que por sua vez criam mais sensações boas. É um círculo muito positivo.

Mamãe:	*Não quero isso (a morte), mas tem que ser. Preciso deixar minhas energias na posição certa. Estou deixando tudo pronto em uma posição para começar.*

Bem, aqui não há nenhuma negação da morte. Ela está tomando um rumo positivo de atuação. Há algumas semanas, ela disse que o tratamento tinha terminado, e agora ela fala sobre ficar pronta para começar. Isso parece ser o fim de um estágio e o início de outro, possivelmente a próxima iniciação, e indica que, de fato, existe um processo. Novamente, ela fala sobre ficar na posição certa, mostrando-me que, em alguns níveis, ela está plenamente ciente daquilo que está fazendo. Estou curiosa e maravilhada.

Mamãe:	*Pessoas especiais, lugares especiais, coisas especiais a dizer – mas eu não sei o que são.*

Isso parece referir-se a uma consciência que ela ganhou ao visitar o Outro Mundo, mas que ela não consegue verbalizar aqui no mundo físico.

Eu: *Não se preocupe.*

Quero consolá-la e dizer que não deve preocupar-se quando não for capaz de me dizer certas coisas.

Mamãe: *Uma pré-visualização, paz e calma.*

Enquanto ela está dizendo isso, eu também sinto paz e calma, e isso me consola.

Todos os detalhes que ela menciona são lampejos do Outro Mundo e se referem ao processo que ela está vivendo. Essa pré-visualização do Outro Mundo é muito positiva e o aspecto de paz em seu rosto, também.

Mamãe: *Estou feliz. Tudo está funcionando como deve. Tenho um tempo extra.*

Eu também estou muito feliz. Ela sabe como tudo deve funcionar. Esse tipo de saber está vindo de um lugar diferente. Depois de tantas tentativas e fracassos tão próximos, parece que recebemos a dádiva de um tempo a mais juntas. Estou imensamente agradecida e não posso deixar de me perguntar se ela pediu esse "tempo extra" ou se, de alguma forma ou outra, ela percebe que ele nos foi concedido. Seja como for, ele dá a cada uma de nós a possibilidade de experimentar mais daquelas sensações boas e permite que se desfaçam quaisquer memórias ruins do passado.

Mamãe: *Mas e se não funcionar? Eu sou uma pessoa ansiosa. Vou anotar na sua agenda. Ainda não fiz isso.*

De repente, ela deu um salto de volta para este mundo, ainda atormentada pela antiga ansiedade subjacente que a atormentou ao longo de sua vida. Apesar de sua evidente preocupação com questões de tempos e momentos, estou aliviada por ela querer me avisar com antecedência de sua morte. À medida que nos aproximamos, cresceu também nossa necessidade de nos soltarmos uma da outra da maneira mais suave possível. Jamais imaginei que eu, algum dia, me sentiria assim em relação à mamãe.

Sábado, 6 de dezembro de 2003

Mamãe está sentada na sua cama e parece ansiosa para falar.

Mamãe: *Os inspetores vieram me ver. Geralmente eu sei quando eles vêm. Kathleen (sua irmã falecida) é muito educada com eles. Eles vêm por causa de Emily. Eles me fazem perguntas – perguntas muito diretas. Consigo responder. Eles são muito confortantes.*

"Geralmente eu sei quando eles vêm" indica que os inspetores já vieram antes, possivelmente quando ela relatou que teve as duas provas.

"Eles vêm por causa de Emily" indica que os inspetores estão ajudando Emily, possivelmente através de mamãe.

Sua referência à sua irmã falecida Kathleen implica um contato pós-morte. Já antes, ela havia se referido a Kathleen e a parentes falecidos no mundo dos espíritos.

Este último relato de mamãe confirma meus pensamentos recentes de que ela – sem saber, mas de modo muito natural – está atuando como médium, canalizando informações do Outro Mundo até este mundo e talvez vice-versa.

Mamãe: *Estou em paz comigo mesma.*
Eu: *É tão bom saber disso, mamãe. Eu sinto o mesmo quando estamos juntas como agora.*
Mamãe: *Você terá uma vida longa se quiser uma vida longa.*

Bem, é bom sabê-lo. Tenho opção. Isso é muito confortante, e vou me lembrar disso quando eu me desgastar desnecessariamente com algum pequeno problema, como às vezes acontece.

Domingo, 7 de dezembro de 2003

Mamãe está no seu quarto, sentada em uma poltrona e parece estar muito bem.

Eu: *Olá, mamãe. Como vai? Como está se sentindo? Você parece estar muito bem.*
Mamãe: *Estou bem, obrigada, Margaret.*

É uma resposta positiva. Evidentemente, ela está tendo um bom dia.

Leio para mamãe uma carta muito profunda e bem-elaborada que ela me escreveu faz muitos anos. Depois descubro que, misteriosamente, meu gravador não estava funcionando, apesar de indicar que estava gravando normalmente. Felizmente, tomo também notas por escrito.

> **Mamãe:** *São momentos preciosos. Seus dentes são lindos. Você é uma menina maravilhosa. Você me ajudou a me sentir feliz e contente. Preciso somente de seu nome e data em um pedaço de papel. Quero que Margaret tenha compreensão. Ela precisa de compreensão.*

Estou muito feliz por estar ajudando-a.

Todos nós precisamos de compreensão – inclusive Margaret e eu. Eu me tornei adulta muito rapidamente, e isso faz com que, às vezes, eu sinta dificuldades para mostrar minhas necessidades. No entanto, apesar de nossos conflitos no passado, mamãe agora consegue ver a vulnerabilidade que está por trás de meu exterior forte. Não consigo conter as lágrimas.

> **Mamãe:** *Estou ajudando Emily. Ela é esquisita. Eu não lhe falo sobre provas. Seus pensamentos são simples... nas páginas. Nós (mamãe e eu) somos a ponte sobre a diferença de idade. Não se preocupe, não há nada de errado.*

Ela não havia visto Emily recentemente, por isso percebo que minha suposição foi certa: minha sobrinha está recebendo ajuda do Outro Mundo, por intermédio de mamãe. "Nas páginas" soa como algum tipo de livro. E parece que eu também sou algum tipo de ponte, e estou muito feliz em assumir esse papel.

Terça-feira, 23 de dezembro de 2003

Estou de volta à Escócia para o Natal e encantada de estar aqui com a família, mas pouco depois fico chocada por encontrar mamãe no seu quarto com um aspecto de completo abandono. Seu cabelo não está lavado, e ela parece bastante negligenciada. Isso nunca havia acontecido, e posso apenas presumir que estão faltando funcionários e que os cuidadores estão ocupados com todos os trabalhos extras por causa do Natal. Paul, meu filho, está comigo. Ele também percebe a aparência desgrenhada de mamãe.

Paul é meu filho único, o único neto de mamãe e o primo de Emily. Tem 25 anos e vive em Londres, onde está cursando faculdade. Quando criança, passou muitas férias de verão felizes na casa de meus pais. Emily e ele adoravam brincar na praia no ar revigorante do mar, longe das limitações da grande cidade. Ele tem um bom relacionamento com meus pais e gosta de estar com eles e com sua prima.

Eu: *Olá, mamãe. Que bom ver você. Como vai? Como você está?*

Mamãe: *Razoavelmente. É triste, mas precisa ser. E quero que seja correto. Estava claro e agora não está mais.*

Ora, parece que algo não está bom para ela. O que poderia ser?

Paul: *O que você quer que seja correto, vovó?*

Ela não responde.

Como já mencionei, quando mamãe não responde, isso parece indicar que está recebendo informações vindas de seu Outro Mundo. Por isso, suas palavras não refletem simplesmente uma aflição no mundo físico.

Mamãe: *Emily. Eu tirei sua camisa de força, e agora ela está livre. Emily é uma boa menina. Ela é íntegra.*

Os comentários que mamãe faz sobre Emily são muito perspicazes e positivos. Mostram que ela está ajudando Emily, embora a partir do Outro Mundo.

Mamãe: *William. Quero que ele saiba para onde ele está indo. Ele tem lições a aprender.*

Estou comovida com a preocupação que mamãe demonstra ter por papai. Eu também o amo profundamente e quero que ele encontre a mesma forma de determinação que ela está encontrando. Ele não tem a intelecção de mamãe. Para mim fica cada vez mais evidente que ela está conscientemente trabalhando entre dois mundos, ajudando a mim, Emily e papai.

Estou percebendo que mamãe está me passando uma quantidade crescente de informações do Outro Mundo. Estou muito feliz por ter optado por seguir com ela neste caminho e tenho preservado minha mente aberta para tudo que ela diz, por mais estranho que possa parecer, naquele momento. Se eu não tivesse feito isso, provavelmente nenhuma dessas informações privilegiadas teria surgido. Estou também convencida da importância de ser a intérprete de mamãe e, durante os últimos quatro meses, eu me adaptei bem a esse papel. Tomar nota de nossas conversas e meus pensamentos me ajuda a ficar conectada com ela de maneira significativa, e tirar tempo para refletir é útil para aprofundar minha compreensão do processo místico que está em progresso.

Volto para sua preocupação com papai.

Eu: *Posso ajudar você e papai?*
Mamãe: *Não. Meus pensamentos estão confusos. O tombo que levei no verão está me afetando.*

Ninguém me informou que ela havia caído no verão, mas isso não significa que não tivesse acontecido. Essas coisas devem ser registradas no diário da casa de repouso e transmitidas a um parente. Talvez tenha sido uma queda em um outro plano.

Mamãe: *Nossa conexão vai continuar.*

Pergunto-me em qual esquema de tempo ela está pensando. Será que ela está se referindo à nossa conexão neste mundo ou no Outro Mundo, depois de ter passado para lá?

Mamãe: *Você quer continuar a me fazer perguntas? Sobre como as quatro partes de meu cérebro estão conectadas?*
Eu: *Sim, por favor!*

Uau! Fascinante! Estou impressionada que ela tenha começado essa conversa. Mas, exatamente no momento em que quero perguntar sobre seu cérebro, ela rapidamente passa para outro assunto. Que droga, quero realmente descobrir algo sobre isso.

Ela tem razão, temos quatro partes cerebrais. Mas como ela sabe como as partes de seu cérebro estão conectadas?

Às vezes pode parecer que eu esteja perdendo uma oportunidade de fazer uma pergunta pertinente à mamãe, mas aprendi a não interrompê-la quando está em uma corrente de consciência, pois fazer isso pode estancar o processo abruptamente, já que ela muitas vezes não consegue lembrar-se daquilo que acaba de dizer. Faço uma anotação mental de que preciso mudar minha estratégia e futuramente reagir mais rapidamente para captar esses pensamentos fugazes antes que desapareçam.

Mamãe: *(Continuando sem hesitação) Paul é legal.*

Percebo que ela está falando também de Paul na terceira pessoa, apesar de sua presença. Será que está vendo Paul sob forma de energia? Pergunto-me se ela está em um estado dissociado, se tudo e todos parecem um pouco distantes dela.

Mamãe tem feito comentários significativos sobre Emily, papai, Paul e mim. É Natal, e estamos aqui – é como se ela estivesse fazendo uma revisão de todos os membros da família.

Mamãe: *Estou bem. São apenas meus nervos.*

Portanto, o estado em que ela está parece lembrá-la de toda uma vida de luta com seus nervos. Coitada de mamãe.

Natal, 2003

Que diferença em comparação com alguns dias atrás! Agora, mamãe tem um aspecto bom e bem-arrumado. Seu cabelo está lindo, e ela está usando uma bela camisa estampada e uma saia plissada que lhe comprei. Ela passa uma parte do dia na casa de repouso, nas festividades ali organizadas e, depois, eu a levo em uma cadeira de rodas à nossa casa, para curtir conosco as comemorações da família. É bom que possamos fazer isso de maneira tão rápida e descomplicada – um verdadeiro presente.

Mamãe parece pensativa, mas está presente de sua própria maneira calma e graciosa. Estarmos juntos em casa, como família, dá uma sensação de amor e calor humano.

Quando está na hora de voltar para a casa de repouso e estou empurrando a cadeira de rodas no frio e no escuro, sinto que é realmente doloroso e triste precisar levá-la embora do coração da família e de seu lar, mas não falamos sobre isso. Ambas sabemos que é necessário. Durante esse tempo festivo agitado não há momentos calmos para que mamãe e eu nos conectemos de nossa maneira especial. Precisamos nos contentar com as afeições festivas mais públicas.

Sexta-feira, 26 de dezembro de 2003

Mamãe está no seu quarto e parece cansada.

Mamãe:	*Estou pensando sobre o movimento. Preciso fazer isso sozinha.*

Interpreto isso como um movimento para a próxima fase, ou nesta vida ou como passagem deste mundo para o Outro Mundo. E sim, no segundo caso, ela precisa fazê-lo sozinha.

Eu:	*Você vai conseguir.*
Mamãe:	*Estou bem. As chaves da casa, qualquer pessoa pode entrar.*

Fascinante! Em sonhos, a casa é muitas vezes um símbolo do *self*. De fato, ela está aberta para tudo!

Mamãe:	*Margaret está desconectada. Emily ainda não voltou para casa. Ela estará bem. É importante ter um lar feliz.*

Ops! Será que Margaret está desconectada? Se mamãe me percebe dessa forma, deve ser verdade, e pode ser por causa de todas as atividades natalinas. Ela tem razão: na presença de outras pessoas, sou incapaz de me conectar com ela da mesma maneira muito intuitiva e íntima que consigo quando estamos sozinhas. Sinto-me inibida e imagino que até membros próximos da família não entenderão as coisas sobre as quais estamos falando.

Imagino que o sentido de "casa" no caso de Emily possa referir-se a estar à vontade consigo mesma.

Como vocês já perceberam, enquanto família, não tivemos um lar feliz. Assim, a afirmação de mamãe "É importante ter um lar feliz" pode indicar uma realização recentemente encontrada, após os momentos de cura que tivemos ao longo dos últimos meses.

Sábado, 27 de dezembro de 2003

Mamãe está no seu quarto e uma assistente de enfermagem nos traz uma bandeja de chá e bolachas.

Mamãe:	*É muito aconchegante. Você é uma menina maravilhosa, Margaret. Tão gentil, tem algo tão gentil em você.*

Estamos conversando e mamãe fica olhando para sua direita e para longe. Ela diz que está vendo um espaço, mas não consigo ver nada sobre que ela possa estar falando. De vez em quando, ela afirma estar vendo um espaço desse tipo, e imagino que ela esteja vendo alguma espécie de energia que simplesmente não está visível para mim.

> **Mamãe:** *Duas chaves, para que eu possa ir e vir quando quiser.*

Talvez ela tenha visto um espaço em uma outra dimensão. Seu comentário sobre as chaves e sobre ir e vir indica o controle e a opção de deslocar-se livremente entre os dois mundos.

> **Mamãe:** *Emily e Margaret. Margaret tem sua liberdade.*
> **Eu:** *Sim, mamãe, é verdade, e agradeço que você tenha me ajudado a encontrá-la.*

Quando ela fala sobre Margaret na minha presença, ela deve estar me vendo com os olhos de sua mente.

> **Mamãe:** *William não faz de propósito, mas ele esquece que tenho uma consciência. Estou mantendo o contato.*
> **Eu:** *Acho que, agora, ele não está se ressentindo de nada.*
> **Mamãe:** *Acho que ele percebe que é muita coisa junta.*

Suponho que ela queira dizer que eles suportaram juntos coisas demais para se distanciar agora.

> **Eu:** *Ele está realmente tentando muito conectar-se com você.*
> **Mamãe:** *Toda essa riqueza está disponível.*

Tão verdadeiro e tão bem expressado! Como ela já me disse, ela está aberta para todos.

> **Eu:** *Obrigada.*
> **Mamãe:** *Não diga isso com tanta hesitação.*

Ups! Ela pode ser muito direta. Penso que, possivelmente, minha defesa de papai a tenha lembrado do passado quando eu frequentemente o apoiei contra ela. É evidente que bastaram duas palavras para eu voltar ao antigo padrão de me relacionar com ela. Mamãe tem se tornado extremamente sensível para nuances de expressão e reage imediatamente àquilo que capta.

Eu:	*Obrigada. (Enfaticamente) Muito obrigada, mamãe.*
Mamãe:	*(Após uma longa pausa) A serenidade do amor profundo, não consigo encontrar palavras para descrevê-la. São momentos preciosos. Quero que você lembre dos momentos bons.*

Isso é tão maravilhoso! São palavras vindas do coração e da alma de alguém que já transcendeu a vida como você e eu a conhecemos e encontrou o verdadeiro sentido do amor. Emoções profundas tomam conta de mim, e sinto lágrimas silenciosas brotarem.

Mamãe:	*Preciso estar na posição certa.*

Novamente, mamãe está falando sobre a posição certa. Isso deve ser realmente importante.

Mamãe:	*Quem vai cuidar da música?*
Eu:	*Emily vai fazê-lo.*

A família de mamãe tem uma história com a música. Sua mãe, sua irmã e ela tocaram piano e cantaram em corais. Quem está continuando essa tradição é minha sobrinha Emily. Ela tem uma voz maravilhosa e também participa de um coral. Já faz anos que isso é parte importante de sua vida.

Mamãe:	*Consegui organizar meu cérebro.*
Eu:	*Como você faz isso?*
Mamãe:	*Penso em alguma coisa, qualquer coisa, e pego-a de lá. Televisão.*

Normalmente, mamãe não assiste tevê, por isso me pergunto se ela está falando sobre uma televisão interior – ou tele-visão. Será que este é um portal através do qual informações do Outro Mundo estão chegando até ela? O que ela diz parece-se com a maneira como alguns medianímicos descrevem suas experiências de canalização. Eles dizem que estão vendo com o olho de sua mente, seu terceiro olho, algo como uma tela de televisor, através da qual conseguem ver e escutar as informações que estão entrando. Mamãe também está me dizendo que ela escolhe de sua tele-visão o que quer.

Domingo, 28 de dezembro de 2003

Mamãe está no seu quarto. Ela está com um leve resfriado, e seus olhos parecem distantes. Percebo que ela está trabalhando intensivamente, voltando sua cabeça de um lado para o outro, como costuma fazer quando está pensando e processando informações. A seguir, ela para e fixa o olhar firmemente em um determinado ponto no quarto.

Eu:	*Você está olhando para lá. O que você está vendo, mamãe?*
Mamãe:	*Vejo uma pequena brecha. Você não?*
Eu:	*Não.*
Mamãe:	*Não sei o que tem ali.*

Isso poderia ser um momento de visão perturbada, frequentemente constatado em pessoas com Alzheimer. Mesmo assim, fico aberta para outras possibilidades. Ela pode estar percebendo algo como uma energia que eu não posso enxergar. Eu queria tanto estar mais sensível para essas energias...

Mamãe:	*Como conseguir o programa para Emily. Margaret vai gravá-lo. Ela faz tudo desse tipo.*

Será que ela estava vendo na "pequena brecha" algo sobre o programa de Emily? Prometo acompanhar a situação e gravar o programa para Emily. Isso pode significar tomar notas do programa e comunicá-lo de alguma forma para Emily.

Mamãe:	*Estou colocando os marcadores nos seus lugares para o movimento. O cronômetro vai parar às 15 horas. Assegure que os radiadores estejam ligados. Quando minha amiga for embora, vou lhe dar o endereço. Tempo, não há muito tempo. Tempo é difícil. Tempo não tem importância. Vamos conseguir isso, e tudo vai ficar bem.*

Mamãe parece bastante confusa, mas, lendo nas entrelinhas, há algumas mensagens com um tema comum. Movimento, chaves, novo endereço, tempo – tudo isso são indicadores de um movimento adiante. Felizmente, ela me garante que vai ficar bem. Percebo que ela me diz que o tempo não tem importância, algo que também muitos sábios e filósofos transcendentais nos dizem.

Mamãe:	*Estes momentos são preciosos. Você é uma menina maravilhosa, Margaret. Você tem um bom caráter. Seus dentes são lindos. Somente um punhado de resistência, é médico.*
Eu:	*(Rapidamente e preocupada) O que é?*
Mamãe:	*Não consigo me lembrar. Estou tentando conseguir, mas não encontro as palavras. Posso... não é nada de sério. Acho que há um punhado de resistência. É uma coisa médica.*

Segunda-feira, 29 de dezembro de 2003

Mamãe está no seu quarto e parece bem e muito confortável. Ela está pensativa.

Mamãe:	*Avisandum.*
Eu:	*Nunca ouvi essa palavra. O que significa, mamãe?*
Mamãe:	*Significa uma interrupção até o dia seguinte. Leve-a para avisandum.*

Procurei a palavra e descobri que é um termo legal escocês que significa "consideração aprofundada". De onde veio isso? Para mim parece uma informação que ela recebeu de algum outro lugar.

Mamãe:	*Não há lugar para as rugas.*

Imagino que possa ser uma metáfora para a necessidade de tudo estar fresco, visível e aberto. Certamente, ela está adotando esse sentido.

Mamãe:	*Seus olhos traduzem paz.*
Eu:	*Obrigada, mamãe. Sinto-me em paz quando estou com você.*

Mamãe parece estar marcando tempo, e pergunto-lhe o que está fazendo.

Mamãe:	*Estou tentando me lembrar de uma melodia. Compasso a três tempos. Eu sou estúpida.*
Eu:	*Oh não, com certeza você não é estúpida, mamãe. Você é extremamente inteligente.*
Mamãe:	*Inteligente. Isso me ajuda muito a passar por esse período de transição, que não é fácil.*

Vejo que meu reconhecimento e minha afirmação fortaleceram sua confiança. Ela reconhece que está em um processo, na transição de um estágio para outro, e possivelmente de um mundo para outro, e estou feliz em ver que, ao apoiá-la, posso ajudá-la nessa situação.

Eu: *Você está fazendo tudo exatamente como deve ser feito, e com tanta inteligência. Você se abriu completamente.*

O rosto de mamãe mostra quanto ela está contente por receber esta afirmação que reforça sua confiança.

Mamãe: *Preciso esperar até que algumas mensagens consigam passar. Estou tentando deixar tudo organizado para que eu possa relaxar.*

A medicina poderia considerar a referência a mensagens que passam como um sintoma de esquizofrenia. Lembrando a declaração que mamãe fez algumas semanas atrás, de que ela havia recebido informações dos inspetores, acredito que ela, sem estar ciente disso, está atuando como uma médium ou um canal. Ela está recebendo instruções do outro lado, do Outro Mundo.

Mamãe: *No fim, tudo estará certo. Quando você veio de Londres, houve certa desconexão. Quero acertar isso.*

Embora já esteja muito esquecida, ela se lembra de que eu tive dificuldades para participar de seu mundo com todas as pessoas presentes no Natal e está decidida a recuperar nossa conexão. Contudo, pergunto-me como ela consegue se lembrar disso quando tem dificuldade para recordar o que acaba de dizer? Imagino que esteja voltando a sensação que ela teve naquele momento. Como muitas outras vezes, estou massageando seus pés, muito gentilmente.

Mamãe: *Gosto quando você massageia ambos os pés. Isso cria o circuito completo que quero.*

Ela tem razão sobre o circuito completo, em termos das extremidades nervosas, meridianos e fluxos de energia. Estou muito feliz de que isso lhe faça bem.

Estamos falando sobre nosso tempo juntas e apreciando todas as coisas incríveis que estão acontecendo.

Mamãe:	*Isso nunca abandonará você. É uma parte de você.*

Oh, isso é tão lindo! Sei que é verdade, mas, mesmo assim, é confortante ouvir mamãe dizer isso.

Mamãe:	*Em breve, isso virá. Vou conseguir. Compasso de três tempos. Estamos conduzindo ideias. Somos pioneiras.*
Eu:	*Sim, é verdade, e é fascinante. Você está me ensinando as coisas que eu sempre quis saber, e mais ainda. É uma dádiva realmente maravilhosa, mamãe. Obrigada.*
Mamãe:	*Eu não vou deixar você. Em breve virão lágrimas.*

E as lágrimas vieram e ainda estão vindo. Quando, em meu íntimo, sinto algo muito precioso, tenho uma sensação de ficar repleta, e as lágrimas são minha maneira de expressá-lo. Não são lágrimas de tristeza. É uma sensação, e não um pensamento, por isso não precisa ser traduzido em palavras. Vai além disso.

Quarta-feira, 31 de dezembro de 2003

Estou em Londres e falando com mamãe pelo telefone, algo que tento fazer todo dia quando estou fora. Isso me ajuda a manter a conexão entre nós.

Mamãe:	*Quando estou nesse sistema é difícil fazer...*
Eu:	*Que sistema?*
Mamãe:	*Esse sistema de raios X.*

Mamãe está descrevendo um sistema invisível, mas para mim não está claro qual exatamente. Será que é uma metáfora para o telefone ou será que esse "sistema de raios X" é uma descrição de como ela está vendo o Outro Mundo?

Falar no telefone não substitui estar com ela, mas não posso estar na Escócia o tempo todo e estar inteiramente presente para ela. Preciso recarregar minhas baterias. Portanto, embora a gente esteja fora de vista por algum tempo, o telefone garante que eu não esteja fora da mente, e também adoro ouvir sua voz. Sempre termino meus telefonemas dizendo: "Eu lhe mando um *grande* abraço e um *grande* beijo."

PORTAL PARA O OUTRO MUNDO

"Posso ir lá, e tudo é exatamente como eu quero."

Pat

2004

Durante minha estada em Londres, encontro novamente meu amigo medianímico, e há uma leitura espontânea. Ele recebe a palavra: "Maggie é angelical e desceu para ajudar". Bem, não sou um anjo, por isso entendo isso mais como uma expressão de carinho. Meu amigo diz que meu trabalho mudará por conta de minha jornada com mamãe, e já posso sentir que uma mudança está acontecendo. Sobre mamãe, ele relata: "É possível que ela receba um 'novo pacote'". Não sei o que isso significa.

Domingo, 18 de janeiro de 2004

Estive fora por algumas semanas e acabo de voltar. Mamãe está no seu quarto, sentada na sua poltrona.

Eu: *Olá, mamãe. Que bom ver você. Como vai? Você parece bem e confortável.*
Mamãe: *Regular. Emily tem sua televisão e pode ouvir.*

Interpreto isso no sentido de que Emily, graças à intervenção de mamãe e dos "inspetores", possa agora acessar seus sentidos interiores, sua parte que tem sabedoria e conhecimento. É maravilhoso! Pergunto-me como ela está experimentando isso. Será que está ouvindo sua voz interior? Emily pode nem sequer estar ciente disso, mas, quando estive recentemente com ela, percebi que algo muito positivo estava começando a acontecer com ela.

Mamãe:	*Pequenas coisas para lembrar, pequenas coisas para esquecer. Paciência. Como vou terminar isso? Eu simplesmente deveria permitir que acontecesse.*
Eu:	*Tudo está exatamente como deve estar.*

Acredito nisso realmente. Mais tarde:

Mamãe:	*Preciso extrair um dente.*

Seu comentário leva-me a pedir à equipe de enfermagem que marque uma consulta com um dentista. Detalhes como *check-ups* dentais tendem a serem esquecidos se não surge uma necessidade concreta, como agora.

Mamãe:	*Onde estou?*
Eu:	*Você está na casa de repouso, mamãe, logo ao lado de sua casa. Estou com você, e tudo está como deve ser.*

É a primeira vez que ela mostra esse tipo de confusão. Pergunto-me se ela tem uma infecção no seu dente e se isso está afetando seu cérebro. Quem sabe há quanto tempo ela já está assim.

A foto que mostra sua casa e a casa de repouso ao lado está afixada na parede de seu quarto. Pego-a e levo-a até ela, e conversamos sobre essa conexão tão próxima.

Segunda-feira, 19 de janeiro de 2004

Estou conversando com mamãe no seu quarto.

Mamãe:	*Estou ouvindo uma melodia, anotando seus compassos e colocando-a em palavras.*

Embora não o percebamos, diferentes partes do cérebro estão envolvidas no processamento de informações recebidas, e isso ocorre em uma sequência. É possível que ela esteja mais ciente disso agora que o Alzheimer desacelerou o processo de seus pensamentos. Outra possibilidade é que esteja processando agora informações de uma maneira diferente, mais complexa. Será que ela precisa passar por esse complicado processo que descreve para poder falar?

Ou, outra alternativa, será que está ouvindo frequências do Outro Mundo e decodificando-as? Em razão de todos os diferentes tipos de experiências pelas quais mamãe está passando, parece-me que está de fato progredindo do físico para o não físico, deste mundo para o Outro Mundo.

Mamãe: *Eu não quis ser anestesiada.*

Ela o diz na voz do passado, embora ainda não tenha ido ao dentista. Nas visitas ao dentista, ela sempre pedia para não receber injeções ou anestesias. Ela não gostava de não estar no controle. Pergunto-me se ontem aconteceu algo no seu cérebro que a fez perguntar: "Onde estou?".

Quinta-feira, 5 de fevereiro de 2004

Faz algumas semanas que não vejo mamãe. Ela está no seu quarto, sento-me ao seu lado e seguro sua mão.

Eu: *Olá, mamãe. Que bom ver você. Como vai? Como você está?*
Mamãe: *Regular. Seus dentes são lindos, seu rosto é lindo – um rosto de aspecto saudável.*
Eu: *Obrigada, mamãe. Devo agradecer a você e a papai por meus genes saudáveis.*

Você já deve ter percebido que mamãe me faz muitos elogios. Isso não se limita a mim. As assistentes de enfermagem e toda a equipe recebem também uma abundância de elogios dessa espécie, mas, como trabalham com pessoas que têm Alzheimer, estão acostumados com isso.

Conto-lhe um sonho que tive, sobre um nascimento.

Mamãe: *Todos nós estamos vivendo em um Outro Mundo.*

É mais um anúncio sobre o Outro Mundo que, evidentemente, inclui o mundo dos sonhos.

Mamãe: *Não quero fazer mudanças demasiadas para Margaret. Margaret é uma mulher.*

Pergunto-me de quais mudanças ela está falando. Serão mudanças para ela ou mudanças para mim?

Mamãe: *É bonito que tenhamos pensamentos paralelos.*
Eu: *Sim, isso é bom para nós duas.*
Mamãe: *Posso ir lá, e tudo está exatamente como eu quero.*

É verdade – já percebi que nossos pensamentos se tornaram muito alinhados e que isso está nos proporcionando uma sensação de proximidade.

Suponho que "lá" seja algum nível no Outro Mundo. Poderia ser aquilo que ela acessa através do que chama de "tele-visão", já que, recentemente, ela afirmou ser capaz de conseguir a partir dela tudo que quer. À medida que mamãe está se aproximando do fim de sua vida e seus sentidos físicos estão se atrofiando, parece que seus sentidos interiores estão despertando.

Eu: *Sim, mamãe, você pode ter tudo que você quer. Você consegue o que você pensa.*
Mamãe: *Essas são palavras boas.*

Acabo de fazer uma afirmação realmente profunda, e ela a entende completamente.

Mamãe: *Estou feliz por estar viva e simplesmente continuar. Temos ajuda. Não posso vê-la, mas sei que ela existe.*

Para mim, são palavras muito consoladoras. Ela está voltada para o Outro Mundo, e também eu o sinto, mas não tão claramente como ela. Parece que, por enquanto, ela está permanecendo aqui, no plano terrestre.

Sexta-feira, 6 de fevereiro de 2004

Mamãe está no seu quarto, sentada em uma poltrona, inclinada para frente e assistindo a um programa de TV – algo que faz raramente. Suas mãos e seus pés estão muito frios, e eu os estou aquecendo. É um programa sobre a natureza, e, quando termina, começamos a conversar.

> **Mamãe:** *Eu tenho coragem.*
> **Eu:** *Sim, mamãe, com certeza você tem.*
> **Mamãe:** *Meu sonho: é o clímax. Este é o fim. Está repleto de paz. O processo do pensamento é maravilhoso. Estou bem. Faz tempo que não me sentia tão bem.*

Eu também estou maravilhada. Que mensagem positiva! Parece que mamãe tem encarado sua própria morte. Que coragem! Estou repleta de admiração.

Percebo a sequência: sonho, fim, paz, pensamento e, finalmente, sentir-se bem. Há dois meses, mamãe disse: "Uma pré-visualização, paz e calma". Agora parece que seu sonho a levou para além desse estágio, para o próximo. Acredito que ela possa ter avançado para um nível de consciência mais alto no plano espiritual, onde, conforme dizem, o pensamento é a única coisa importante.

> **Mamãe:** *Quero estar em uma posição de ajudar e cuidar de você. Margaret colocou algum produto no meu gargarejo. Meus pés estão dançando. Vou dançar. São momentos especiais. Eu amo ser amada por você.*

Como mamãe disse antes: "*O importante é o amor*". É absolutamente belo! Sinto-me muito presente e repleta de gratidão quando ela diz que quer me ajudar e cuidar de mim. Por causa de suas próprias necessidades esmagadoras, quando eu era pequena, nem sempre minhas necessidades tinham prioridade. Agora, ela está tão consciente de minhas necessidades que é como se quisesse compensar o tempo perdido – e ela está fazendo isso, de uma maneira mais profunda. Estou profundamente emocionada.

Um gargarejo serve para limpar e refrescar. Com um quê de imaginação, ao dizer: "Você consegue o que você pensa", posso tê-la capacitado para refrescar seu pensar e para imaginar que seus pés estejam dançando de novo.

> **Mamãe:** *Estamos juntas... em nosso pensamento, Margaret.*
> **Eu:** *Sim, mamãe, estamos juntas, e é realmente maravilhoso.*

"Pensamentos paralelos", "estar juntas em nosso pensamento" – agora, esse senso de estarmos juntas está muito forte para ela, e também para mim é muito especial. Às vezes parece que estamos refletindo nossos pensamentos uma para a outra. Pergunto-me se, na realidade, estamos influenciando nossos pensamentos mutuamente.

Estou impressionada com a maneira como ela simplesmente sabe certas coisas. Posso me conectar com ela porque aprendi sobre a dimensão espiritual, mas sua sensibilidade, consciência e sabedoria vêm de um nível de saber muito profundo.

Sábado, 7 de fevereiro de 2004

Mamãe está no seu quarto, sentada na sua poltrona. Coloquei uma música, estou massageando suas mãos e seus pés, e estamos batendo um papo. Não há nenhuma informação particularmente importante.

Domingo, 8 de fevereiro de 2004

Tudo está como ontem. Não há novas informações, mas muito apreço por minha atenção e pelos meus toques curadores.

Segunda-feira, 9 de fevereiro de 2004

De novo como antes, muitas expressões de apreço.

Mamãe: *Há algo que eu queria lhe dizer, mas não consigo me lembrar. Alguma coisa aconteceu com meu cérebro. A tele-visão foi maravilhosa. Uma quantidade enorme de coisas para pensar – não consigo me lembrar.*

Recordo-me do que ela havia me dito três meses antes, sobre uma injeção em seu cérebro, e pergunto-me se isso ainda está acontecendo.

E minha suposição estava correta – parece que sua "tele-visão" interior é seu portal para o Outro Mundo. Nestes dias, ela está acessando o Outro Mundo frequentemente e recebendo informações que claramente a agradam.

Estou ciente de que ela consegue pensar com clareza, mas nem sempre consegue se lembrar. Decido fazer uma das grandes perguntas.

Eu:	*O que é realmente importante, mamãe?*
Mamãe:	*A alma.*

Agora, ela está falando sobre a alma como se realmente a conhecesse, à diferença do início da nossa jornada, quando ela me perguntou: "Tenho uma alma?". Acredito que a abertura para seu Outro Mundo ao longo dos últimos seis meses tenha permitido que ela encontre as outras partes perdidas de si mesma e se reconecte com sua alma.

Terça-feira, 10 de fevereiro de 2004

Mamãe está no seu quarto, sentada em sua poltrona e com um aspecto muito fofo. Ela me pergunta se podemos assistir tevê, algo que nunca fez antes. Ligo o televisor, e para minha surpresa está começando naquele instante um programa sobre o tema da reencarnação, que assistimos com grande interesse. A coincidência do seu pedido incomum com esse tema é notável – é outro exemplo de seus poderes altamente intuitivos. Quando o programa termina, em vez de continuar a assistir, ela pede que eu desligue a tevê. Portanto, ela se sintonizou com uma intenção concreta.

Quarta-feira, 11 de fevereiro de 2004

O dia está lindo, e à tarde decido levar mamãe para passear de carro, para que ela mude um pouco de ambiente. Sair é desejável, mas também bastante complexo para alguém com o nível de incapacidade de mamãe. Não é de se admirar que, depois de algumas tentativas, muita gente desiste de passeios fora da instituição onde se prestam cuidados.

Primeiro, há toda uma luta para fazer seus braços rígidos passarem pelas mangas de um casaco de tamanho maior sem machucá-la. Depois vem o problema frequente de encontrar uma cadeira de rodas que tenha ambos os suportes para os pés, pois eles são destacáveis, e sempre parece estar faltando um – onde ficam depois de desaparecer é um mistério! A seguir, há a complicação de encontrar um membro da equipe que esteja livre para destrancar a porta para nós e ao mesmo tempo consiga impedir que outros residentes escapem. Uma vez fora da casa, preciso da ajuda de alguém da equipe para levantar a mamãe da cadeira de rodas e colocá-la no carro, uma operação que acaba com a coluna de qualquer um, apesar de ter uma constituição diminuta e estar leve como uma pluma. E, quando ela está bem-acomodada no carro, a cadeira de rodas precisa ser levada de volta para dentro da casa. Pode-se levar mais de meia hora somente para ficarmos prontas para sair. E, ao voltar, tudo isso precisa ser feito de novo, na sequência inversa.

Finalmente estamos a caminho para o primeiro dos nossos lugares prediletos. Paro o carro em um belo mirante sobre o mar e abro as janelas para deixar o ar fresco circular por nós. Ele é bem-vindo e estimulante. Ficamos sentadas em silêncio, contemplando o oceano na nossa frente. A distância, as montanhas da ilha de Arran desenham suaves silhuetas contra o céu, como em uma pintura japonesa. O sol fraco do inverno está cintilando na água. Abaixo de nós, as ondas do mar quebram nas rochas, e gaivotas gigantes planam no vento e precipitam-se na água para agarrar seu alimento. Apreciamos a beleza e as maravilhas deste mundo.

Após certo tempo, deixamos o mar e vamos uns dois quilômetros terra adentro para o segundo dos nossos lugares prediletos na natureza. Passamos em uma estreita estrada secundária com cercas vivas de faias de cobre e os campos arados de ambos os lados, mergulhadas no odor do campo. Esta é a paisagem da infância de mamãe, e ela lhe desperta muitas memórias. Depois de uma curva, entramos em uma floresta e nos deparamos com outro mar – um mar de campânulas brancas que se estende até onde a vista alcança. Ficamos um bom tempo admirando esse tapete mágico branco que cresceu ao longo de muitas décadas, intocado pela intervenção humana. Detemo-nos e tiramos tempo para admirar essa bela tela criada pela Mãe Natureza. Mais adiante, em uma clareira da floresta, paramos e observamos crianças brincando em um pequeno parquinho naturalmente abrigado nesse ambiente. Ver crianças é uma grande alegria para mamãe. Depois disso, voltamos e chegamos à casa de repouso a tempo para o chá da tarde.

Esta breve saída não apenas reconecta mamãe com o mundo de fora e com os lugares especiais esquecidos, como também nos permite apreciar juntas as maravilhas da natureza. Mamãe pode encher seus pulmões com o ar fresco tão necessário, e eu também. Passeios como este quebram a monotonia de estar na casa de repouso. Também percebo que, quando saímos, seu foco se volta para fora em vez de para dentro, e isso se reflete em nossas conversas. Por isso, conseguir sair exige um enorme esforço, mas sempre vale a pena, e ela merece.

Noite. Levo mamãe para seu quarto, para que possamos falar com calma.

Mamãe: *Você me conforta, Margaret. Preciso expandir minhas atividades. Não gosto de simplesmente ficar sentada na minha poltrona. O dia foi animado, mas não consigo me lembrar do que fiz.*

Embora ela não se lembre de nossa saída nesta tarde, o passeio parece tê-la lembrado, em algum plano visceral, do mundo lá fora e de seu desejo de fazer parte dele. Não importa que ela não se lembre daquilo que fizemos há poucas horas; o que importa é o que está acontecendo agora, neste momento.

Mamãe: *Você tem bons sonhos.*

Isso é verdade, tenho realmente bons sonhos, e sempre lhes atribuí grande importância. Foram meus sonhos que me deram profundo entendimento sobre minha psique e me revelaram verdades ocultas que levaram à minha cura e me permitiram emergir da noite escura de minha alma.

Mamãe: *Preciso ter minha mente em paz. Seus olhos e seu rosto refletem tanto amor, Margaret. Eu nunca vi olhos tão amorosos.*

É difícil encontrar palavras para descrever momentos como este, e recontá-los aqui a vocês é um pouco embaraçoso. Mas, quando mamãe olha para mim, e quando ouço sua voz fazendo elogios que vêm do fundo de seu coração, sinto que estou me desfazendo, derretendo-me em amor.

Quinta-feira, 12 de fevereiro de 2004

Hoje foi mais ou menos como nos dias anteriores.

Sexta-feira, 13 de fevereiro de 2004

Mamãe está na cama e parece estar muito contente.

Mamãe: *Estou desfrutando de toda a gratidão no mundo. Você tem olhos tão amorosos, dentes e rosto lindos.*
Eu: *Que bom, mamãe. Obrigada.*
Mamãe: *Eu me sinto livre. William acha que tudo pode acontecer assim. Eu amo minha família. Sou uma boa mãe. Para conseguir a mudança, você precisa de uma cirurgia.*

Novamente, há alguns pensamentos importantes que se misturam nessa corrente de consciência: gratidão, liberdade, processo, amor e mudança.

Em uma fase anterior de nossa jornada, ela disse que liberdade era importante. Por isso, estou feliz com sua afirmação de se sentir livre. Para estar completamente livre, não devemos ter nenhuma ilusão sobre nossa pessoa e existência; precisamos estar livres de condicionamentos e ter recuperado nosso verdadeiro *self*.

Estou contente também de que ela tenha superado suas preocupações anteriores de ser uma "pessoa má".

Ela afirmou que estava passando por "cirurgias" para remover coisas de sua mente e diz que, com isso, ela melhorou. Embora eu não possa verificar as "cirurgias", posso dizer que sua mente melhorou, definitivamente.

Papai sempre teve pouca paciência. Ele quer que as coisas aconteçam rapidamente e quer alcançar seu objetivo. Mamãe, por sua vez, entende que existem processos e aprecia a jornada.

Sábado, 14 de fevereiro de 2004

Tarde. Mamãe está sentada na sua poltrona no seu quarto. Uma enfermeira da equipe está conosco, realizando a revisão obrigatória feita a cada seis meses. Após um pouco de encorajamento, mamãe participa ativamente e começa a responder às perguntas com firmeza. Presenciar isso é maravilhoso, pois seria muito fácil supor que ela não conseguiria lidar com esse tipo de entrevista e eu teria de responder no lugar dela. Entretanto, para nossa surpresa, ela se sai muito bem sozinha e se sente muito empoderada pela experiência. A enfermeira e eu ficamos maravilhadas.

Domingo, 15 de fevereiro de 2004

Manhã. Mamãe está muito bem, inclinada para frente na sua poltrona e com o melhor aspecto que ela teve nos últimos anos.

Noite. Mamãe está na cama, muito cansada e sonolenta. Percebo um forte cheiro vindo de seu corpo e sei que há algo de errado, possivelmente outra infecção do sistema urinário. A rapidez com que as coisas podem mudar é chocante – em um instante, ela pode estar bem e, no próximo, pode estar mergulhando na doença e extrema fraqueza. Eu a acaricio.

> **Mamãe:** *Você está me fazendo bem. Você não está cansada, indo de uma casa para a outra? Você tem dentes lindos, um rosto bonito, e maravilhosos olhos castanhos.*

Dou-lhe um abraço carinhoso.

> **Mamãe:** *Você é um amor. Eu fiz tudo. Há muitos anjos da guarda em torno de mim.*
> **Eu:** *Eles lhe trazem consolo?*
> **Mamãe:** *Eu não preciso de consolo.*
> **Eu:** *Eles lhe dão apoio?*
> **Mamãe:** *Apoio é a palavra certa.*

Sua preocupação comigo é constante, e é verdade que as viagens entre Escócia e Londres, "indo de uma casa para a outra", são exigentes, mas é algo que optei por fazer.

É maravilhoso que ela esteja sensível para o reino angelical e consiga verbalizar suas experiências tão sucintamente.

Aviso a equipe de enfermagem da possibilidade de uma infecção. É preciso tirar uma amostra e mandá-la para um exame, que definirá o antibiótico mais eficaz. Isso demora e, no entremeio, a saúde e a vitalidade de mamãe podem rapidamente entrar em uma espiral de deterioração.

Segunda-feira, dia 8, até quinta-feira, dia 11 de março de 2004

Estive fora. Na minha volta percebo imediatamente que a situação mudou desde minha última visita. Antes, mamãe ficava repleta de observações para me contar quando eu chegava, mas desta vez sua atenção parece estar mais voltada para dentro. Ela fica por muito tempo contando em voz alta e tentando lembrar datas.

> **Eu:** *Olá, mamãe. Que bom ver você. Como vai? Como está se sentindo?*
> **Mamãe:** *Regular. Estou tentando manter meu cérebro funcionando.*

Contar ativa o hemisfério esquerdo, a parte do cérebro especializada na comunicação no campo numérico, no processamento sequencial de pequenas porções de informações. Pergunto-me de onde vieram suas instruções para fazer esse treinamento. Será que vêm de seu conhecimento interior, ou será que ela recebeu uma mensagem sobre isso?

Mamãe: *Como os apoios de livros na estante que mantêm as coisas juntas, para que Margaret não tenha muito para fazer.*

De novo, ela está pensando em Margaret e tentando me proteger. Estou profundamente emocionada. Parece que ela está tentando manter as coisas juntas e no lugar certo, por minha causa.

Mamãe: *Seria terrível não poder andar, mas pode acontecer.*

Quando mamãe está sentada na sua poltrona, sempre movimenta suas pernas para que não deixem de funcionar. Quando ela tem um dia bom, ainda consegue caminhar, com ajuda, um trecho muito curto, e está ansiosa para fazê-lo. Estou contente de ouvir a próxima observação que ela faz, apesar de suas limitações físicas.

Mamãe: *Estou em paz. Não tenho preocupações nem medos.*

Este é um estado de entrega. Estou aliviada em ouvir que ela está em paz, pois ela está ainda muito ciente de tudo em torno dela. Antes de desenvolver Alzheimer, ela jamais poderia ter feito essas duas afirmações, porque estava vivendo em um constante estado de ansiedade.

Quarta-feira, 7 de abril de 2004

Paul está aqui de novo e, ao fazer uma breve visita a mamãe, nós a encontramos sentada confortavelmente no seu quarto.

Paul: *Olá, Vovó! Que bom ver você.*
Mamãe: *Olá, Paul.*
Eu: *Olá, mamãe. Como vai?*
Mamãe: *Regular. É isso. Tudo está completo. Não tenho preocupações.*
Paul: *Que bom, Vovó.*

Imagino que a minha presença e a de seu neto a estejam ajudando a se sentir completa. Percebo novamente a inibição que sinto quando Paul está presente e que isso afeta o modo como interajo com mamãe. Nós todos permanecemos muito dentro deste mundo. Eu não pensaria, nem de longe, em dançar pelo quarto ou arriscar uma conversa sobre o Outro Mundo.

Depois da visita, estou passando por um breve momento em que duvido de mim mesma e me pergunto: "Aquilo que está acontecendo com mamãe será que é real? Ou será que estou inventando tudo isso?". Tenho minhas anotações e gravações. Ou seja, as evidências existem, mas esse momento de dúvidas mostra a natureza muito delicada da nossa conexão com o Outro Mundo e a necessidade de criar um espaço sagrado para que ele possa se manifestar.

Sexta-feira, 9 de abril de 2004

Hoje seria o aniversário de minha irmã falecida. Lembro mamãe disso, e fazemos juntas um momento de memória. Papai e eu não falamos sobre isso. Ele seguiu adiante, e Fiona parece estar esquecida.

Sábado, 10 de abril de 2004

Mamãe está no seu quarto e parece estar razoavelmente.

Mamãe: *São momentos preciosos. Espero ser capaz de falar com você.*
Eu: *Você está falando comigo agora.*
Mamãe: *Isso é passado, quero dizer: no futuro.*

Ela tem razão, absolutamente, e ainda consegue pensar dentro do tempo linear (atividade do hemisfério esquerdo do cérebro). Portanto, essas afirmações são feitas a partir deste mundo, e não a partir do Outro Mundo. Ela está também ciente do caráter progressivo do mal de Alzheimer e da possibilidade, em algum momento futuro, de não poder mais andar ou falar. Eu também já tinha pensado nisso, e espero realmente que ela não chegue a esse ponto. Será que ela leu meus pensamentos? Depois de tanta comunicação rica e significativa, seria muito triste para nós duas se não pudéssemos mais conversar.

Quinta-feira, 22 de abril de 2004

Estive em Londres, mas tive de voltar para a Escócia de forma imprevista, por causa de uma emergência de papai. Assim, eu havia visto mamãe há menos de duas semanas, e visito-a no fim de um dia agitado. Ela está no seu quarto, bastante animada. É evidente que ela está com certos pensamentos e ansiosa para partilhá-los comigo, mas no instante seguinte já não consegue se lembrar deles.

Eu:	*Olá, mamãe. Que bom ver você tão bem. Como está se sentindo?*
Mamãe:	*Bem. Eu tive uma cirurgia. Estou melhorando. Estou bem. William também passou por uma cirurgia.*

Bem, esta é uma notícia interessante! Pergunto-me qual mudança eu perceberei em papai, e tenho uma ideia do que se pode tratar.

Eu:	*Sua cirurgia – em algum lugar em particular?*
Mamãe:	*Na minha cabeça.*
Eu:	*Em algum lugar em particular na sua cabeça?*
Mamãe:	*Em todas as partes.*
Eu:	*Como você fez isso?*
Mamãe:	*Eu lhes perguntei. Simplesmente assim.*

Isso me lembra do versículo de Mateus 7:7, assim: "Pergunta, e recebereis resposta; procurai, e encontrareis".

Estou deitada na cama de mamãe, abraçando-a. Preciso lhe contar uma coisa importante.

Eu:	*Sinto muito por precisar lhe dizer isso, mamãe, mas papai levou um tombo. Ele fraturou a pélvis e está no hospital.*
Mamãe:	*Meu Deus, sinto muito por ouvir isso.*

Esse tipo de fratura é extremamente doloroso e difícil para alguém na idade de papai. Pergunto-me se pode haver uma relação entre sua queda e a afirmação de mamãe de que ele havia passado por uma cirurgia. Não houve uma cirurgia física propriamente dita, mas talvez o choque e a dor o tenham deixado vulnerável, e a consequência foi uma abertura para essa espécie de "cirurgia" que mamãe mencionou.

Lidar com papai no hospital e em crise dá muito trabalho e me causa estresse adicional, tanto emocional como fisicamente. São uns vinte quilômetros até o hospital, e ir lá várias vezes ao dia para visitá-lo, além de ir ver mamãe, é muito cansativo.

Sábado, 24 de abril de 2004

Mamãe está no seu quarto, e estamos conversando.

Mamãe: *Emily, ela precisa ficar adulta.*

Emily tem 30 anos. Não há dúvida de que as dificuldades que experimentou no ventre materno, no nascimento e na infância a tenham afetado. Mas ninguém percebe isso ao falar com ela ou vê-la agora. É verdade que ela é menos adulta do que seria comum para sua idade, mas é uma pessoa absolutamente maravilhosa, e as coisas estão definitivamente começando a mudar.

Mamãe: *Você tem um rosto bonito.*
Eu: *Obrigada, mamãe.*

Sexta-feira, 7 de maio de 2004

Noite. Mamãe está sentada na cama e parece bem.

Eu: *Olá, mamãe. Que bom ver você. Como vai?*
Mamãe: *Bem.*

Não vi mamãe durante toda essa semana. Estive muito gripada e sobrecarregada com a crise de papai. Ela parece radiante e diz que não está pensando em nada. Depois, totalmente do nada e muito devagar, ela levanta uma mão e, olhando-a pensativamente, diz:

Mamãe: *Estou preparando esta mão para me despedir. É preciso.*

Esse é um gesto tão simbólico e comovente que minhas lágrimas começam a brotar. Depois do tombo de papai, os momentos íntimos com ela me fizeram falta, e pergunto-me se ela sente o mesmo.

Mamãe:	*Consegui preservar meu corpo muito bem e mantê-lo trabalhando como deve.*
Eu:	*Sim, mamãe, você conseguiu mesmo.*
Mamãe:	*William ficará bem. Eu passei adiante...*
Eu:	*O que você passou adiante, mamãe?*

Ela não responde.

Ora, ela continua a ajudar papai, e pergunto-me o que ela passou a ele. Ela pode estar vendo a si mesma em um estado futuro, depois de "passar adiante" desta vida, mas essa não é a terminologia que ela costuma usar normalmente. Saio da casa de repouso banhada em lágrimas e com a imagem de seu gesto emocionante no meu coração. A enfermeira de plantão me dá muita atenção. As pessoas da equipe não têm a menor ideia das experiências extraordinárias que mamãe e eu estamos vivendo. Para elas, mamãe é uma senhora idosa graciosa que elas amam, e eu sou para elas uma filha profundamente dedicada que a visita frequentemente.

Domingo, 23 de maio de 2004

Faz algumas semanas que não vejo mamãe. Ela está no salão dos residentes, e eu a levo para seu quarto.

Eu:	*Olá, mamãe. Que bom ver você. Como vai? Como está se sentindo?*
Mamãe:	*Regular. O novo programa de tele-visão – eu não o quero. Não estou gostando dele.*

Oh céus, isso não é bom. Como isso aconteceu, já que ela parecia estar tão bem nesse âmbito e ter tudo sob controle? Será que simplesmente escolheu mal um programa? Ou que ainda tem certas lições a aprender? Será que é a terceira iniciação em sua jornada espiritual, aquela relacionada ao nível mental do campo energético humano, por meio da qual ela terá controle sobre seus pensamentos?

Eu:	*De que você não gosta, mamãe?*

Ela não responde.

Não responder indica que algo está vindo do Outro Mundo. Não acredito que ela esteja escondendo alguma coisa de mim. Talvez ela esteja simplesmente sabendo algo, mas as informações não chegam na forma de palavras. Seja qual for o motivo de seu silêncio, respeito sua postura e não insisto com ela.

Quinta-feira, 10 de junho de 2004

Mamãe está no seu quarto, sentada em uma poltrona. Sua voz está muito fraca, mas seus olhos estão brilhantes e inquisitivos.

Eu: *Olá, mamãe. Como vai?*
Mamãe: *Bem.*

Decido levá-la em um passeio de carro para nossos lugares especiais no mar e na floresta. Sentadas no carro e contemplando o mar, eu pergunto no que ela está pensando.

Mamãe: *Eu vejo vultos.*

Ela o repete várias vezes.

Eu: *Mostre-me os vultos que você está vendo.*

Muito devagar, ela levanta seus braços rígidos, quase acima de sua cabeça, e, sem falar, começa a movimentar os braços e seu corpo em um movimento bamboleante que espelha o movimento das ondas do mar diante de nós. É um momento verdadeiramente mágico e uma expressão extraordinária da dançarina que continua viva dentro dela, apesar de suas limitações físicas. Esta foi e ainda é a mamãe – o movimento é a linguagem de sua alma. Por meio desse tipo de expressão criativa, ela encontra sua liberdade e seu espírito. É essa unidade entre corpo e espírito que W. B. Yeats capta em seu poema *Among School Children* (Entre crianças de escola), que termina assim:

Oh corpo bamboleado com a música, oh olhar animado,

Como poderíamos distinguir o dançarino da dança?

Sexta-feira, 11 de junho de 2004

Mamãe está no seu quarto.

Mamãe: *Estou encontrando meu espírito, é uma sensação boa.*

Estou segurando sua mão, imaginando nossos chacras da coroa abrirem-se.

Mamãe: *Você está... uma parte íntima onde somente eu posso sentir.*

O chacra da coroa localiza-se no topo da cabeça e é um dos sete chacras ou centros de energia principais do corpo. Possui uma vibração mais veloz e a frequência mais alta, e é o centro que nos conecta da forma mais direta com o Espírito. Frequentemente tenho enviado energia curadora a mamãe, algo que ela realmente aprecia, mas esta é a primeira vez que enfoquei especificamente no centro do chacra da coroa.

Estou surpresa com seu comentário sobre uma "parte íntima" e só posso imaginar que ela me esteja orientando a não ir lá. E ela está mais próxima ao Espírito do que eu, seu chacra da coroa está funcionando em uma frequência mais alta do que a minha, e nossas frequências não estão alinhadas.

Mamãe: *Você tem mãos lindas, um rosto lindo. Eu amo tanto você, Margaret.*

Isso é incondicional, vem do fundo de seu coração e abre o meu.

Eu: *Eu também amo você, mamãe. Você é maravilhosa. Saiba disso.*

Sábado, 12 de junho de 2004

É um lindo dia de verão, e estamos indo para nossa casa de chá predileta na cidade, que temos frequentado por muitos anos. Ao empurrar a cadeira de rodas pela calçada em direção ao passeio, percebo o cheiro familiar da areia, um cheiro que sempre associei somente com esta parte da praia e que quase posso sentir no paladar. Ele me reporta à minha infância e aos momentos que passei com minha irmã e meus primos brincando na praia, nas dunas de areia e na água rasa do mar. Não faz muito tempo que eu estava fazendo o mesmo com meu filho e minha sobrinha pequena. Na época, meus pais eram mais novos e estavam em uma condição física melhor, e vinham para brincar conosco – são memórias muito felizes.

Aos trancos e barrancos, a cadeira de rodas passa pela superfície irregular do passeio. Em certos trechos, as dunas nos protegem da brisa do mar. Passando devagar, encontramos muitas pessoas simpáticas: crianças pequenas em seus carrinhos, de braços estendidos, crianças maiores em suas bicicletas e pessoas de idade passeando com seus pequenos cães. Depois olhamos ao longo da praia e para o mar. Em poucas semanas, quando começarem as férias de verão, tudo estará cheio de turistas de Glasgow que vêm para aproveitar um dia na praia.

Depois de uma meia hora de passeio cadenciado, chegamos à casa de chá, acessível a cadeiras de rodas. Tomamos chá e comemos bolinhos de fruta com manteiga. Mamãe diz que é maravilhoso. No entanto, desta vez, ela tem certa dificuldade para comer e beber, e eu preciso ajudá-la.

Mamãe: *Sinto-me estúpida. Estou tão velha.*

Fico chateada comigo mesma por tê-la exposto a esta situação. Ela se sente constrangida, e percebo que esta é provavelmente a última vez que vamos nos aventurar a um lugar público como este. O que seu desconforto diz sobre nossa sociedade e como ela vê pessoas idosas? A pergunta me deixa incrivelmente triste.

Amanhã voltarei a Londres, mas em breve estarei aqui de novo para o aniversário de mamãe.

Terça-feira, 22 de junho de 2004

Já estou aqui há alguns dias e, hoje, mamãe faz 89 anos. Presenteio-a com um buquê de ervilhas-de-cheiro, sua flor predileta, e ela admira suas belas cores e o perfume delicado. Infelizmente, mamãe não está nada bem. Está com uma forte tosse e novamente está tomando antibióticos.

Eu: *Olá, mamãe. Como vai hoje? Que tosse feia que você está. Como está se sentindo?*

Mamãe:	*Razoavelmente. Algum dia vai acontecer, Margaret. Eu amo você. Seu rosto é lindo.*
Eu:	*Eu também amo você, mamãe. Sinto muito que você não esteja muito bem.*
Mamãe:	*Estou tentando separar meus ossos.*

Ela está ciente de sua fragilidade e constantemente me lembra dela.

Adoro sua maneira poética de dizer as coisas. Sua mobilidade está piorando, o que é comum no mal de Alzheimer, e a consequência é que ela ficou muito rígida. Tendo sido uma professora de educação física e uma dançarina, ela está muito ciente de seu corpo físico e da necessidade de alongar seu sistema ósseo.

À tarde levo-a para casa, para o chá de aniversário. Papai, Emily e alguns amigos próximos estão conosco, e ela ganha muitos cartões e desejos de feliz aniversário.

Quarta-feira, 23 de junho de 2004

Manhã. Mamãe está no seu quarto.

Mamãe:	*Eu sou eu, e você é você.*

Não sei por que ela está dizendo isso. Será que estou muito intrusiva? Conscientemente, eu não estava fazendo nada, mas talvez minha energia esteja muito forte e eu precise me sintonizar melhor e ser mais sensível. Respeito que mamãe saiba essas coisas e sigo sua orientação de bom grado.

Noite. A tosse de mamãe está melhorando um pouco. Estamos conversando. Ela está esfregando seu nariz e sua testa em um movimento para cima e para baixo.

Mamãe:	*Isso mantém meu cérebro funcionando.*

De fato, este movimento repetitivo pode ser estimulante para seu cérebro e também para seu terceiro olho, o olho invisível da percepção sutil. Frequentemente, mamãe tem relatado informações que parecem vir até ela através desse canal, por exemplo, sua tele-visão interior.

Anatomicamente, os dois hemisférios do cérebro encontram-se na frente da cabeça ao longo de uma linha vertical central. Por isso é possível que esfregar esse local estimule o cérebro.

Quinta-feira, 24 de junho de 2004

Manhã.

Mamãe: *Quero me mover, mas não sei para onde. O Velho Testamento será suficiente. Eu estou velha. Você é linda.*

Entendo seu uso da palavra "mover" no sentido de sair desta vida. Um testamento pode ser uma aliança entre Deus e os seres humanos. Suas palavras indicam que ela está pensando na morte. Eu queria muito ajudá-la, mas não posso.

Tarde. O dia está lindo, e levo mamãe até nossa casa para tomar chá. É difícil empurrar a cadeira de rodas sobre o cascalho no estacionamento em frente da nossa casa. À esquerda, um mar de rosas cor-de-rosa está subindo pelo muro que separa o nosso terreno da casa de repouso.

A casa tem sido o lar dos meus pais por mais de vinte anos. Como muitas outras casas na região, foi construída no início do século XX no estilo arquitetônico de Charles Rennie Mackintosh. Hoje, suas paredes de reboco branco e o telhado de telhas vermelhas destacam-se contra o céu azul. Gaivotas estão grasnindo no topo do telhado, e uma brisa vinda do sudoeste traz o cheiro do mar que fica a poucos metros de distância. O jardim, que dá para o sul, está ensolarado e brilhante. A parede da frente está coberta de madressilva, e rosas, lobélias, *alliuns* e petúnias cuidadosamente plantadas formam uma moldura colorida. O gramado está muito bem aparado e sem uma única erva daninha.

Mamãe, papai e eu tomamos chá no jardim, e nada parece ter mudado. Papai fica impaciente, entra na casa e volta de novo, e eu ando distraidamente pelo jardim. Mamãe está sentada em sua cadeira de rodas e parece frágil, mas contente. Estou consciente de que preciso voltar a Londres amanhã, e o fato me deixa triste. Sempre aviso mamãe antes de viajar, para prepará-la.

Eu: *É tão difícil ir embora e deixar você aqui, mamãe.*
Mamãe: *Você está linda com suas lágrimas, Margaret.*

Temos uma reciprocidade muito franca. Em vários momentos, fecho os olhos e sinto nossas energias se conectando e irradiando.

Mamãe: *Isso é bom.*

Ela sempre percebe quando me conecto energeticamente com ela, até mesmo quando não digo nada ou não estou fazendo contato físico. Sei que isso é algo que posso continuar a fazer em silêncio a qualquer momento, mesmo com suas condições físicas em declínio, e ter consciência disso é um grande consolo.

Segunda-feira, 12 de julho de 2004

Estou visitando mamãe depois de algumas semanas de ausência. Ela está no seu quarto, sentada na cama. Sua voz está fraca e ela está fechando seus olhos, mas ainda está acordada.

Eu: *Olá, mamãe. Como vai? Você parece estar com sono.*
Mamãe: *Estou me sentindo mais ou menos. Sou forte, estou continuando.*
Eu: *O que você acha que faz você continuar?*
Mamãe: *Respirar.*

Evidentemente, precisamos respirar para ficar vivos, mas mamãe está colocando uma ênfase especial nas qualidades curadoras da respiração.

Mamãe: *Estou pensando em William. Ele precisa de ajuda. Ele não se comunica bem.*

Em um certo sentido, ela tem razão. Embora papai seja a alma da associação de golfe e sempre tenha uma brincadeira na ponta da língua, ele não sabe como se comunicar com ela. Quando tentei com certa cautela falar com ele sobre isso, ele se defendeu imediatamente, dizendo: "Eu disse a ela que seu cabelo estava lindo". Vênus e Marte!

Mamãe: *São momentos preciosos. Momentos maravilhosos. Seus olhos estão tão brilhantes. Seus dentes são lindos. Seu rosto fica lindo quando você está sorrindo.*
Eu: *Obrigada, mamãe. Você revela o que tenho de melhor.*

Terça-feira, 13 de julho de 2004

Mamãe parece melhor.

Mamãe: *Eu amo muito você. Em algum momento, todos nós temos de ir embora. Posso ler seus olhos.*

Detenho-me um pouco para refletir sobre essas palavras. Ela vive me lembrando de que ela irá embora. Sei disso, mas, ainda assim, é difícil imaginar que ela não estará mais entre nós, que não teremos mais esses momentos preciosos juntas. No entanto, acredito que ela tenha a sabedoria de ir quando chegar o momento certo, e não quero detê-la.

É interessante – já faz muito tempo que ela fala sobre ir embora, quase um ano agora, e ainda está aqui. Pergunto-me se nossa jornada com todas as suas revelações a está estimulando e se isso a motiva a continuar.

Às vezes, quando mamãe está olhando para mim com seu olhar fixo, tenho dificuldade para ficar conectada porque me sinto completamente transparente. Preciso trabalhar esse aspecto. O que não quero que ela veja? O que não quero ver em mim?

―――――

Domingo, 1º de agosto de 2004

Estou aqui para o aniversário de papai, que está completando 93 anos – quem olha para ele jamais acreditaria que ele já tem essa idade. Minha sobrinha veio de Glasgow, e alguns amigos da família vieram para tomar o chá de aniversário conosco. Mamãe está bem, mas calada como sempre. Papai está excelente. Ele adora momentos sociais como este e estar no centro das atenções.

Quinta-feira, 5 de agosto de 2004

Faz quase uma semana que estou aqui, visitando mamãe regularmente, mas não há nada de especial para relatar.

Eu:	*Olá, mamãe. Como você está hoje? Como está se sentindo?*
Mamãe:	*Bem. Estou ouvindo palavras e repetindo-as na minha cabeça.*
Eu:	*Que palavras você está ouvindo?*

Ela não responde.

Quais palavras? Qual o sentido desse exercício? Será que ela está experimentando um fenômeno pouco conhecido que se chama "fala invertida"? Na fala normal ouvimos o que é dito em um nível consciente. Contudo, quando a mesma mensagem é gravada e reproduzida de modo invertido, ouve-se uma mensagem diferente, mas que também faz sentido. Acredita-se que essa mensagem venha do inconsciente e, por isso, seja uma afirmação da verdade.

Sexta-feira, 6 de agosto de 2004

Mamãe está na cama e fazendo associações livres – as palavras que está dizendo parecem vir sem censura de sua mente inconsciente. Depois, ela diz:

Mamãe:	*Estou progredindo em meu próprio ritmo. Quero fazê-lo de modo correto.*

Ela está descrevendo a situação de estar morrendo como um processo que envolve certo grau de autodeterminação. Fiel a si mesma, ela quer fazê-lo de modo correto.

Mamãe:	*Como estão Margaret e Fiona?*

Mais uma vez, ela se refere a mim na terceira pessoa, e pergunto-me por quê. Fiona já faleceu, e ela está falando sobre mim e Fiona como se estivéssemos juntas. Tenho certeza de que estamos juntas em sua mente, mas será que estamos também juntas no Outro Mundo? É intrigante e mistificador, e eu gostaria muito de saber mais.

Mamãe:	*O livro, ela leu o livro.*
Eu:	*Qual livro, mamãe? Quem leu o livro?*

Ela não responde.

Quem é "ela"? Poderia ser Fiona? "Qual livro?", pergunto-lhe, mas já que essa mensagem está vindo do outro lado, como sempre, mamãe não responde. Será que ela está falando do Livro da Vida, dos Registros Akáshicos? Trata-se da coleção infalível de todo o conhecimento do cosmos que presumivelmente existe no Outro Mundo. Será que mamãe acessou esses registros?

Mamãe: *Fiona estabeleceu a lei. Quero que Margaret esteja enraizada em sua casa, mas ela não está.*

Isso dá a impressão de que realmente foi Fiona quem leu o livro. De qual lei mamãe está falando? Dizem que os Registros Akáshicos contêm as leis universais.

É verdade que não estou enraizada. Não sei até que ponto isso se deve ao fato de estar vivendo em dois lugares.

Mamãe: *Seus dentes estão tão brancos e regulares. Você é uma menina maravilhosa. Em que você está pensando?*
Eu: *Estou pensando em "ser" e em anjos.*
Mamãe: *Conheço os anjos e me comunico com eles.*
Eu: *Isso é maravilhoso, mamãe, e não me surpreende.*

Segunda-feira, 9 de agosto de 2004

Mamãe: *Preciso ficar ativa para não morrer. E ainda não quero morrer.*

Ao dizer isso, mamãe está aflita e tremendo, e eu a seguro gentilmente, mas com firmeza. Ela tem razão acerca da necessidade de ficar ativa e está se esforçando muito para fazê-lo. Na tentativa de desviar sua atenção e aliviar sua aflição, eu lhe mostro fotos que trouxe para ela olhar no meu *laptop*.

Mamãe: *Eu não posso fazer nada agora.*

O uso de meu *laptop* e da tecnologia que ela não domina pode ter provocado essa observação. Por isso, faço uma nota mental de, futuramente, ter mais cuidado e introduzir coisas novas de uma forma que não a ameace. Eu sei que ver as fotos lhe faria bem.

Eu: *Mas a gente pode ser em vez de fazer. Ser é mais importante.*

O título do livro mais famoso do mestre espiritual Ram Dass é: *Be Here Now* (Esteja aqui agora). Nesse livro, ele diz que *ser* em vez de dar e receber é o aspecto mais importante do amor.

Mamãe: *Margaret tem um futuro maravilhoso. Margaret tem uma cópia. Isso é bom.*
Eu: *Obrigada, mamãe. Agora você me deixou curiosa.*

Imagino que ela, quando fala com Margaret, esteja falando com meu corpo energético que ela está vendo com o olho de sua mente. Mas, se o corpo energético de Margaret tem uma cópia, onde ele está? Pergunto-me se está em algum lugar nos planos espirituais. Aumenta o mistério da natureza e da localização de mim, de Margaret e da cópia de Margaret.

Nem sempre o sentido exato daquilo que mamãe me diz está claro para mim.

Mamãe: *Você vai gostar do curso sobre química. Percebi que estava faltando um pedaço, um arquivo. Agora eu o fiz, eu o completei.*

Isso soa como se ela tivesse acessado informações sobre a química do corpo e, ao encontrar uma deficiência, tivesse feito algo para corrigir a situação. Lembrando seu comentário antigo sobre "uma injeção no meu cérebro", penso que ela possa estar falando de um processo em um plano diferente.

Mamãe: *Tenho feito exercícios.*
Eu: *Que exercícios?*
Mamãe: *Números – não consigo me lembrar.*

Pergunto-me se ela está falando da numerologia – o sistema da cura esotérica baseada em números.

Mamãe: *Você tem um rosto bonito, Margaret.*
Eu: *Você está sempre procurando pela verdade, mamãe.*
Mamãe: *Sim, é isso, exatamente.*

Mamãe parece feliz que eu tenha reconhecido esse aspecto importante dela ou, melhor, de sua alma. Para ela, é profundamente afirmador.

Terça-feira, 10 de agosto de 2004

Mamãe está muito bem e ansiosa para falar.

Mamãe: *Fiquei trabalhando no meu plano de ir embora. Fiz duas coisas da lista. Quero que tudo seja feito bem. Não sei quem vai fazer companhia para Margaret. Margaret está cuidando de sua saúde. Emily tem aprendido muito. Ontem à noite, ela me mostrou seu estudo.*

Estou muito tocada pelo fato de que ela continua a pensar nas necessidades de "Margaret" e na minha potencial solidão quando ela tiver ido embora. Com a escolha de fazer de meus pais a prioridade de minha vida, não tenho o tempo e a energia de alimentar nesta fase o relacionamento que estou tendo, e parece que ela está ciente disso. Não sei o que o futuro me trará quando ela e papai tiverem ido embora.

Já percebi que Emily está progredindo, como diz mamãe. Parece que elas estão se comunicando, mas, até onde sei, em um nível de que Emily não está conscientemente ciente. Será que é por meio de sonhos? Estou segurando gentilmente os pés de mamãe e massageando-os.

Mamãe: *O que você está fazendo me deixou muito relaxada. Margaret vai encontrar a nova assistente. Ela tem cabelos cacheados ruivos que vão até os ombros.*

Não encontrei nenhuma assistente nova na casa de repouso, mas talvez Margaret tenha uma nova guia no Outro Mundo de mamãe.

Quarta-feira, 11 de agosto de 2004

Mamãe está muito bem e muito lúcida.

Mamãe: *Margaret, assegure-se de que você tenha todas as informações para levar ao médico.*

Não sei do que ela está falando. Pode ser algo referente ao meu pedido recente a seu médico, de aprovar para mamãe suplementos de vitaminas que, conforme pesquisas, ajudam pessoas com Alzheimer. Ou talvez tenha a ver com minha própria saúde.

Mamãe: *Tem algo de errado com a maneira como Margaret está sendo criada. Ela vai corrigi-lo. Ela precisa descobrir como dominar sua própria produção, trabalhar seus próprios sistemas. Nós duas vamos fazer isso. Estou fazendo um discurso.*

"Tem algo de errado com a maneira como Margaret está sendo criada." Isso se refere ao presente, ou será que mamãe está se lembrando de minha infância como se ela estivesse acontecendo agora? Seja qual for a época, o que ela está dizendo é verdade. "Margaret" e eu estamos corrigindo tudo isso ao nos envolvermos profundamente nessa jornada de cura com ela.

Aqui há claras instruções para Margaret – para mim. Margaret e eu temos a tendência de dar mais do que recebemos, e a consequência é uma sobrecarga. Precisamos dar atenção a esse aspecto e fazer mudanças.

Mamãe: *Todos esses níveis do cérebro – eles não fazem grande coisa. Quero tudo bem-acomodado.*

Sem dúvida, é verdade que, por causa de seu Alzheimer, muitos dos "níveis cerebrais" de mamãe não estejam suficientemente ativos. No entanto, em muitos momentos, ela ainda está pensando com grande clareza. Onde acontece seu processo de pensar? Para mim parece que seu cérebro está com problemas de lembrar o que ela sabe. Todos os mestres espirituais, inclusive mestres contemporâneos como Eckhart Tolle, dizem-nos que o importante não é o cérebro, e sim a mente.

Mamãe: *O novo livro que tenho é útil.*
Eu: *Que novo livro, mamãe?*

Ela não responde.

Seus comentários indicam que ela esteja continuando a aprender, possivelmente com o Livro da Vida ou os Registros Akáshicos que mencionei faz poucos dias.

―――

Eu sei que estive na Escócia em setembro e outubro e que visitei mamãe, mas não tenho nada anotado sobre o tempo que passamos juntas. Isso me surpreende, mas é possível que eu simplesmente não tenha tido a energia de manter meu diário, já que andei muito ocupada cuidando de papai que, em uma sequência rápida, sofreu uma crise após outra.

―――

Terça-feira, 16 de novembro de 2004

Mamãe está no seu quarto. Não a vi por algumas semanas. Ela parece um pouco abatida.

Eu: *Olá, mamãe. Que bom ver você de novo. Como vai? Como está se sentindo?*
Mamãe: *Regular. Estou entediada.*

Ela disse isso hoje duas vezes, e pergunto-me se a falta de estímulos da minha parte, como consequência da minha atenção concentrada em papai, tenha levado a essa sensação. Se isso for o caso, confirma-se minha impressão de que meu padrão usual de períodos de visitas intensivas, durante as quais ela tem minha atenção integral, é melhor do que as visitas mais superficiais que tenho feito nos últimos tempos.

Mamãe: *Às vezes, Margaret está desatenta, mas eu não me importo nem um pouco.*

Ops! Não sei exatamente em que sentido fui desatenta, mas, como mamãe não mente, aceito o comentário. Talvez ela tenha experimentado minha atenção diminuída como desatenção.

Mamãe: *Você tem dentes lindos, olhos lindos, um rosto lindo...*

Quarta-feira, 17 de novembro de 2004

Mamãe está no seu quarto.

Mamãe: *Estou verificando no meu diário quando irei embora. Margaret e eu podemos estar na casa juntas. Podemos falar ao telefone. Não quero nenhum ciúme. Quero ir para o sul da Irlanda.*

Estou contente e aliviada em saber que mamãe e eu estaremos juntas quando ela for embora. Ciúme é uma palavra inesperada em suas observações, e não tenho a menor ideia do que ela esteja falando. Ela pode ter deslizado para memórias da infância, já que falou a seguir da Irlanda de onde veio sua mãe e onde, quando criança, ela e seus irmãos visitavam seus primos.

Eu: *Podemos ir juntas.*

Passo-lhe alguma energia curadora e ofereço fazer com ela uma visualização conduzida.

Mamãe: *Que lindo.*

Ela sempre reage quando eu me sintonizo e sinto nossas energias fluindo juntas.

Depois, do nada:

Mamãe: *Você prefere olhos azuis ou castanhos?*
Eu: *Castanhos.*
Mamãe: *Você pode escolher.*

Ela diz isso com muita certeza. Esta é a voz de uma mística. Será que ela está falando de uma encarnação futura?

Mamãe: *As cartas de Fiona ou de Margaret.*
Eu: *Que cartas?*

Ela não responde.

Estou muito curiosa sobre essas cartas e me pergunto sobre seu conteúdo. Já que ela não respondeu à minha pergunta, imagino que sejam do Outro Mundo.

Ela continua a falar sobre Fiona e Margaret juntas. Eu estou aqui, mas Fiona está no Outro Mundo. Ora, onde está Margaret?

Quinta-feira, 18 de novembro de 2004

Quando visitei mamãe de manhã, ela estava bem, mas agora, à noite, seu estado não está bom.

Mamãe: *Não sei o que está errado. Eu não me sinto bem. Ainda estou aqui. Estou procurando meus diários.*

Ela está claramente aflita. É como se ela estivesse sentindo que está aqui e que, ao mesmo tempo, não está. Pergunto-me se seus diários lhe dão um senso da realidade vinculada ao tempo que ela está perdendo.

Antigamente, ela usava diários em que registrava seus pensamentos e sentimentos. Encontrei um deles, recentemente, e sua leitura me deixou muito triste. Embora ela tenha lidado muito melhor com sua vida depois de voltar a dar aulas, seus diários revelaram que continuava a sofrer de depressão e ansiedade. Na época, eu não estava plenamente ciente disso. A única coisa que posso fazer agora é estar presente, segurá-la carinhosamente e consolá-la.

Sexta-feira, 19 de novembro de 2004

Mamãe: *Seus pensamentos vão fazê-la perseverar. Sempre há um jeito.*

Felizmente, ela parece ter superado a minicrise de ontem.

PROCLAMAÇÃO

"Tudo – minhas ideias, pensamentos – vem de..."

Pat

Quinta-feira, 9 de dezembro de 2004

Acabo de chegar de Londres, e mamãe está na cama. Ela abre os olhos e se surpreende ao me ver. Ela irradia amor puro, palpável e belo.

Eu: *Olá, mamãe. Eu amo você.*

Ela sorri.

Mamãe: *Estou indo bem. Estou olhando e esperando. Vocês duas me ajudaram.*

Também eu estou esperando. "Também servem a quem fica apenas esperando", como escreveu John Milton em *On His Blindness* (Sobre sua cegueira).

Mamãe está falando de Fiona e Margaret, de mim e Fiona ou de mim e Margaret?

Mamãe: *Tudo – minhas ideias, pensamentos – vem de Fiona. Ela fez isso.*

O quê? Não posso acreditar que estou ouvindo isso. Eu disse que teria a mente aberta, mas – isso é realmente um teste. Até agora, tudo que mamãe tem dito senti intuitivamente que era verdade. Por isso, não tenho motivo para agora não acreditar nela. Contudo, é um desafio, um enorme salto de fé. Parece que a ovelha negra da família é agora sua luz brilhante e salvadora.

Estou lutando para aceitar que a presença no Outro Mundo que guia minha mãe, a fonte de toda essa sabedoria que eu venho anotando, poderia ser minha irmã caçula tão complicada. Alcoólatra por vinte e cinco anos, ela causou muita dor para si mesma e para nossa família, e nunca manifestou qualquer interesse em assuntos espirituais. Mas agora, internalizando o que mamãe me contou, estou começando a me perguntar se o sentido de minha irmã nesta vida não poderia ter sido ir embora primeiro e preparar o caminho para mamãe.

Agora estou me lembrando de que sonhei com Fiona antes de seu falecimento, e que ela me dava um presente especial. Por causa das circunstâncias naquele tempo, eu não fazia a menor ideia do que poderia ser. Tive raiva dela por causa do rastro de destruição que estava deixando. Agora parece que o sentido daquele sonho acaba de ser revelado.

Então, parece que Fiona está ajudando minha mãe, meu pai, sua filha Emily e também a mim. Isso é maravilhoso! E foi totalmente inimaginável na época de sua morte.

Preciso me deter, processar a magnitude dessa revelação e senti-la, realmente senti-la.

Como eu disse, tenho me perguntado se mamãe tem lido minha mente e devolvido meus pensamentos em sua fala. Essa maneira de olhar para Fiona, porém, nunca havia se manifestado na minha consciência. Portanto, pelo menos neste momento, posso descartar essa ideia.

Mamãe: *Eu sei que meus pensamentos estão claros. Fico confusa quando não consigo me lembrar.*

Mamãe está estabelecendo uma distinção importante entre pensamentos e memória. Está também me dizendo que aquilo que acaba de afirmar está claro. Em outras palavras, acredito nela e fico maravilhada com sua capacidade de comunicar o que ela quer que eu saiba.

Mamãe: *Você é adorável, cada parte de você. Você é amorosa, Margaret. Você é uma boa mãe. Você me ajudou.*

É a primeira vez que mamãe disse que eu seria a mãe *dela*, e é como se, agora, nossos papéis estivessem invertidos. Estou feliz que ela se sinta assim. Sendo sua filha e tendo curado meu passado, posso lhe dar o amor incondicional que uma mãe dá a seu filho. Além disso, com a mente de terapeuta, sou capaz de ajudá-la a processar e a curar os traumas de sua vida. Evidentemente, isso também é curador para minha própria vida.

Está na hora de fazer o que fazem as mães – contar histórias. Assim, enquanto ela está confortavelmente sentada na sua cama, eu começo a evocar lembranças e a levo para uma jornada a nosso passado, falando sobre onde vivemos quando cresci, a casa, o jardim e muitas coisas positivas associadas àquela época.

Mamãe: *Na época, isso parecia terrível, mas tudo ficou bem.*
Eu: *Sim, mamãe, é verdade, e, assim como você, estou profundamente grata.*

Imagino que nossa jornada ao passado, embora focada nas coisas positivas, tenha estimulado nela algumas memórias emocionais, e que o "isso" se refira a nossas vidas e a nosso relacionamento. Estou muito feliz que ela sinta que tudo isso tenha terminado bem. Preciso parar e realmente processar isso. É uma conquista enorme e profundamente curadora para ambas.

Mamãe: *Estou movendo minhas pernas para conseguir caminhar amanhã. Você precisa fazer isso sempre. Amanhã, outro dia de nada. Você é inteligente. Você tem um cérebro bom.*

Ela está fazendo uma observação perspicaz sobre "usá-lo ou perdê-lo", e isso soa tão desempoderado. Deve ser uma luta – e, ao mesmo tempo, deprimente – saber que você está perdendo a batalha, física e mentalmente. Em comparação, eu posso parecer muito bem e capaz. Meu coração volta-se para ela. Seu comentário sobre "outro dia de nada" é incomum, e pergunto-me se ela pode estar de novo deprimida. Preciso ficar atenta a esse aspecto.

Mamãe: *Margaret precisa dançar.*

Ela tem razão, realmente: preciso dançar, e é um lembrete de que preciso sair e me divertir um pouco. O estilo de dança de que gosto é diferente de seu estilo, mas, quando danço para ela, tento me expressar ao som da música, assim como ela o teria feito e, apesar de minhas tentativas desajeitadas, ela adora.

Mamãe: *Quando olho de volta para minha vida, pergunto-me: "Qual foi o sentido dela? O que foi que eu fiz?".*

Essas perguntas são especialmente pertinentes no caso de mamãe, que teve uma vida tão difícil. Quero lembrá-la das coisas positivas, por isso falamos sobre sua vida, o sentido dela, e a contribuição que ela deu. Conversamos sobre a alegria que ela trouxe a seus pais, ao seu irmão e à sua irmã. Sobre o dom da vida que deu a Fiona e a mim. A vitalidade que ela emanou em nossa casa quando estava bem. Como ela cuidou de nós, quando éramos crianças, com tanto amor quando estávamos doentes. Os belos vestidos com rendas que costurou para nós. Os deliciosos bolos que fez.

Conversamos sobre a riqueza da experiência que, em suas aulas, ela levou às crianças. Seu papel na introdução da dança e do movimento criativo nas escolas escocesas. O trabalho precioso que realizou em sua atuação pastoral, apoiando e empoderando jovens mulheres.

E também sobre o lar amoroso que ela deu a Emily, que se tornou uma bela jovem mulher. Seu amor pela arte: sua criatividade, seu talento musical e sua capacidade de ver e apreciar o movimento em tudo que estava em seu entorno. Suas amizades especiais e seu amor pelos gatos.

Falamos sobre a sabedoria e a intelecção que ela me proporcionou nesta jornada e que constituem um dom tão maravilhoso. Sobre como ela aprendeu a suportar e finalmente encontrou paz e resolução.

Dessa maneira, ao recordarmos, validamos juntas todas as coisas positivas de seu passado. Essa revisão de sua vida nos deu tempo para compreendê-la, e posso ver mamãe em uma luz positiva, brilhante, assim como ela está agora.

Natal, 2004

Mais um Natal, mais um ano e, apesar de mais ensaios e quase algumas perdas, felizmente, mamãe ainda está aqui conosco. Assim como no ano passado, ela passa uma parte do tempo na casa de repouso, participando das festividades, e outra parte com a família em nossa casa. Como sempre, ela está calada e pensativa no meio de todas as pessoas e conversas. Vieram meu primo e sua esposa, e papai, que adora ocasiões sociais, está em sua melhor forma. Durante esse período de festas, quando Paul e Emily estão presentes, eu fico em segundo plano e os deixo visitar sua avó.

Domingo, 26 de dezembro de 2004

Visito mamãe brevemente, apenas para dizer olá.

Eu:	*Olá, mamãe. Você parece estar bem. Como vai? Como está se sentindo?*
Mamãe:	*Bem. (Enfaticamente) O amor nunca morre.*

Que mensagem maravilhosa para todos nós.

Segunda-feira, 27 de dezembro de 2004

Mamãe:	*Preciso ser independente. Estou sonhando, isso é bom. As coisas que me lembro do passado – não tão boas.*

Ora, parece que seu passado ainda a preocupa. Fico algum tempo com ela, e identificamos esses eventos passados difíceis, revisitando-os, descobrindo novas maneiras de olhar para eles e encontrando reconciliação. Entendo sua necessidade de redenção nessa fase crítica antes de sua morte. De maneira similar aos ritos finais, essa é uma oportunidade para ela expressar em palavras e sensações aquilo de que ela quer se libertar antes de tirar seu invólucro mortal. Sou a testemunha de mamãe – essa é minha missão. Depois dessa conversa, ficamos juntas em silêncio.

Quarta-feira, 29 de dezembro de 2004

Mamãe:	*Você tem um rosto lindo. Seus olhos castanhos são tão brilhantes.*

Deitei minha cabeça ao lado de sua, e nossas faces estão se tocando.

Mamãe:	*Não fizemos isso nunca antes. É lindo.*

Evidentemente, ela gosta desse contato físico. Agora sei que poderemos nos conectar dessa forma futuramente, quando sua capacidade de falar ficar mais limitada.

2005

Quinta-feira, 3 de fevereiro de 2005

Passaram-se algumas semanas desde a minha última visita. Ao chegar, encontro mamãe sentada no salão da casa de repouso, parecendo muito aflita. É como se ela tivesse a paralisia de Bell: sua boca está distorcida, e um lado de seu rosto está ferido. Ela está olhando para o vazio. Pergunto-lhe o que foi, e ela me conta que foi atendida pelo dentista que, com a melhor das intenções, tentou fazer o máximo possível em uma única visita. Claramente, foi demais. Minha pobre mãe ficou traumatizada com esse tratamento, física e mentalmente.

Imagino que todo o processo de levar mamãe para uma cirurgia odontológica e depois tratá-la deve ter sido extremamente difícil. O que um dentista poderia fazer ao encarar todas essas complicações? Mas será que demorou um ano para atender meu pedido de levá-la a um dentista? Será que ela estava com uma infecção ao longo de todo esse tempo? Se esse for o caso, mostra a facilidade com que as coisas escapam da atenção quando a gente não está presente o tempo todo para controlá-las.

Eu: *Olá, mamãe. Que bom ver você. Você parece diferente. O que aconteceu?*
Mamãe: *Estou mais ou menos. Não quero estar aqui. Não sou eu mesma.*

Além do trauma dental, mamãe tem uma forte tosse no peito. Confrontada com sua condição deteriorada, sinto-me perdida e não sei o que fazer, mas, como fiquei fora por algumas semanas e sei que ela não saiu da casa, decido levá-la de carro para ter uma mudança de ambiente. Felizmente, isso tem o efeito desejado.

Noite. Mamãe está no seu quarto e parece melhor. Imagino que minha visita a esteja ajudando.

Sexta-feira, 4 de fevereiro de 2005

Mamãe parece fraca, mas, não obstante, luta para se comunicar.

Continuo a visitá-la nos dias seguintes, mas sem novidades. A seguir, vou mais uma vez embora para minha outra vida em Londres.

Sexta-feira, 25 de fevereiro de 2005

Após algumas semanas, volto e mamãe está na cama, cochilando entre dormir e acordar.

 Eu: *Olá, mamãe. É realmente bom ver você. Como vai?*
 Mamãe: *Bem.*

Ela está fixando os olhos em meus dentes.

 Mamãe: *Seus dentes são lindos. Quando eu for embora, para onde irei? Eu serei livre!*
 Eu: *Mamãe, você irá exatamente para onde você quer ir, para onde você imagina e, com toda certeza, você será livre.*
 Mamãe: *Obrigada, Margaret. Vou me lembrar disso. Aproveitei bem esse ano. Coloquei tudo em seu lugar, fiz tudo. Margaret tem sido uma grande ajuda. Ela é boa, muito boa. É maravilhoso ter parentes amorosos.*

Sua revisão do ano passado confirma o progresso de sua preparação para a morte, apesar de ter dito, em maio passado, que tinha começado um programa de que não gostava.

Ela tem falado comigo como se eu fosse sua mãe, e agora fala de Margaret como sendo sua mãe. Ou seja, ela está experimentando tanto Margaret como a mim como sua mãe. Que bom.

 Eu: *Em que você está pensando? Estou perguntando porque eu gostaria de saber como é ser você. Eu gostaria de entender.*
 Mamãe: *Meus pensamentos, eles vão e vêm e desaparecem, e não consigo captá-los, lembrá-los. São maravilhosos, simplesmente maravilhosos, incontroláveis.*

Suas palavras me emocionam, e estou muito contente de que ela tenha pensamentos incontroláveis maravilhosos, ainda que ela não consiga lembrá-los para me falar deles. Parece que ela está encontrando seu espírito. É maravilhoso!

Sua descrição traz à mente uma de suas canções preferidas, *The Windmills of Your Mind* (Os moinhos de vento de tua mente), interpretada por Noel Harrison. Para mim, a lírica poética dessa canção expressa a liberdade da mente com Alzheimer.

Os olhos de mamãe estão fixos em um ponto atrás de mim, à esquerda, e ela está tentando se mover, mas não consegue, apenas estende sua mão como se quisesse alcançar algo.

 Eu: *O que você está vendo, mamãe?*
Mamãe: *Ali tem alguma coisa.*
 Eu: *O quê?*

Ela não pode descrevê-lo.

Mamãe: *Isso foi maravilhoso, absolutamente maravilhoso.*
  (Após uma pausa) Margaret tem sonhos.

Ela é clarividente! Acabo de sonhar com ela.

 Eu: *Sim, mamãe, sonhei com você. Sonhei que eu estava dando aulas e, no intervalo do almoço, você passou e ficou comigo e meus alunos. Depois veio um Jeep Cherokee para passageiros e buscou você.*
Mamãe: *O mundo do espírito é maravilhoso.*

Sonhar é uma atividade mental, e muitos ensinamentos espirituais e xamânicos afirmam que, quando sonhamos, uma parte de nós sai para outra dimensão, para o Outro Mundo. Imagino que mamãe, que parece viajar frequentemente para o Outro Mundo, tenha me encontrado lá. Talvez tenha sido um espírito indígena norte-americano que a levou (guiou) até lá.

Estou enviando luz para mamãe.

Mamãe: *Eu gosto disso.*

Percebo que ela está novamente movendo sua cabeça de um lado para o outro.

 Eu: *O que está acontecendo?*
Mamãe: *Eu sou... uma melodia, mas eu não quero desvendá-la.*

Ela já disse outras vezes que estava ouvindo melodias e as transformava em palavras. Pergunto-me se é isso que está acontecendo agora. Talvez sua mente esteja sintonizada em uma certa frequência, e ela está gostando tanto disso que não quer fazer um "*download*" para seu cérebro. Será que ela está sintonizada com a música mística das esferas?

Eu: *Você é perfeita, mamãe.*

Ao ouvir isso, ela fica visivelmente radiante. São momentos preciosos que lembrarei para sempre. E de alguma maneira sinto que ela também os lembrará.

Sábado, 26 de fevereiro de 2005

Mamãe: *Estou me preparando para o próximo programa. Preciso decidir qual deles.*

Isso mostra que ela tem opção acerca do programa. Depois de desaprovar o programa de maio do ano passado, eu espero que este, seja qual for, esteja certo para ela. É como se ela estivesse optando por continuar vivendo e aprendendo.

REDENÇÃO

"Estou me lembrando de todos os tempos difíceis, de todas as pessoas..."

Pat

Quarta-feira, 23 de março de 2005

Cheguei de Londres. À tarde vou à casa de repouso e encontro mamãe no salão com outros residentes.

Eu:	*Olá, mamãe. Que bom rever você. Como vai?*
Mamãe:	*Bem.*
Eu:	*Sonhei mais uma vez com você, mamãe. Sonhei que você tomou ducha e se vestiu, sozinha.*
Mamãe:	*É assim que gosto de pensar em mim.*
Eu:	*Sinta-se livre! Imagine isso agora.*

Pergunto-me se meu sonho me sintonizou de alguma forma com mamãe no Outro Mundo. Será que eu estava vendo como ela estará quando finalmente fizer a transição desse corpo que está pronto para se retirar para o Outro Mundo? Será que, em alguma dimensão, ela já está nesse estado livre?

Noite. Mamãe está na cama.

Mamãe:	*Tenho uma lista telefônica e posso falar com quem eu quiser.*
Eu:	*Isso é maravilhoso, mamãe. Com quem você fala?*
Mamãe:	*Com muitas pessoas. Falei com Fiona. Ela veio uma vez. Ela está bem. Ela não faz mais do que deve. Papai está simplesmente aí. Mamãe está muito engraçada. Tenho Margaret e Fiona. Elas são muito diferentes.*

Com isso, ela está me dizendo que um canal aberto lhe permite contatar quem ela quiser e que está se comunicando com membros falecidos da família no Outro Mundo.

É a primeira vez que ela fala explicitamente de sua mãe e seu pai. Ela tem razão com seu comentário sobre Margaret e Fiona: fomos e somos muito diferentes. É interessante que ela tenha dito: "Tenho Margaret e Fiona", como se Margaret também estivesse ali. Desse modo, parece mais uma vez que Margaret existe tanto no Outro Mundo como neste mundo. Embora eu tenha, de vez em quando, meus próprios vislumbres da não dualidade, ainda acho espantoso contemplá-la.

Mamãe: *Eu fui uma boa mãe, Margaret?*

Esta é uma pergunta muito difícil. Mamãe aceita somente a verdade, portanto não posso mentir sobre nada nem sobre esse assunto. Ela foi uma boa mãe quando estava bem, e ela é uma mãe muito boa agora.

Eu: *No passado, tivemos nossas dificuldades, mas, quando você estava bem, você foi uma boa mãe. Esses tempos já passaram, e agora estamos bem. Sim, mamãe, você é uma boa mãe. Na verdade, você é uma mãe maravilhosa!*
Mamãe: *Não consigo me lembrar.*

Estou aliviada com essa resposta, pois antigamente ela ficava angustiada e perturbada com suas memórias, e não quero tematizá-las agora se não for preciso. Parece que progredimos verdadeiramente.

Eu: *Sem problema, não precisa.*
Mamãe: *Você tem um rosto bonito e olhos castanhos bondosos. Um rosto repleto de sentimentos, bem-proporcionado.*

É tão bom saber que ela realmente me vê, que mamãe e eu realmente vemos uma à outra. Quantas vezes estamos realmente vendo outra pessoa?

Mamãe: *Como vai Emily? Onde ela está?*
Eu: *Ela está em Glasgow. Está trabalhando duro e ainda sonhando em trabalhar na televisão. Ela está bem.*
Mamãe: *Eu adoro quando você está aqui. Faz tanta diferença... estou ficando confusa.*
Eu: *Não se preocupe.*

Estou segurando sua mão.

Eu: *Estou aqui e adoro estar com você.*

Sexta-feira, 25 de março de 2005

São oito e meia da noite e, mamãe está na cama, parecendo muito à vontade. Eu a seguro, gentilmente.

Mamãe: *Eu tive uma vida difícil desde jovem, mas dei a volta por cima. Tive um colapso terrível, mas o superei. Fizemos o melhor possível para Margaret, mas ela ficou machucada.*

Oh, céus! Um suspiro profundo, profundo. Fico aturdida com a franqueza brutal de seu comentário sobre mim. Sim, fiquei machucada, mais emocional do que fisicamente. Esse reconhecimento de minha dor toca uma parte profunda e vulnerável dentro de mim, e estou com vontade de chorar. É a primeira vez que ela ou qualquer outra pessoa, salvo terapeutas, reconheceu isso. De onde caiu este raio? Ouvir mamãe reconhecer essa verdade deixa-me com uma sensação de vazio, em bom sentido. Minha vida tem sido difícil, mas, assim como ela, sou uma sobrevivente e, assim como ela, dei a volta por cima. Essa jornada final agora faz com que tudo valha a pena.

Meus trinta anos como terapeuta e minha experiência pessoal mostraram-me que os maiores desafios podem levar aos maiores dons da vida. Margaret e eu não queríamos que fosse diferente.

Mamãe: *Minha vida valeu a pena?*
Eu: *Sim, minha querida mãe, com certeza valeu.*

Confirmo todas as coisas positivas em sua vida e digo-lhe que são os dons mais maravilhosos.

Mamãe: *Estou me lembrando de todos os tempos difíceis, de todas as pessoas...*

Antes, ela havia dito que não se lembrava de suas dificuldades passadas, e tenho tentado protegê-la delas. De modo muito característico, porém, ela persiste em sua busca pela verdade. Sua pergunta insistente mostra que ela está buscando outra revisão de vida.

Eu gostaria de ajudá-la agora, para que ela esteja completamente livre de quaisquer dificuldades quando fizer sua transição final para o Outro Mundo. Já mencionei a importância da redenção nessa fase da vida.

Eu: Você quer conversar sobre alguém? Alguma coisa que você quer dizer?
Mamãe: (Enfaticamente) Eu amo todos.
Eu: Isso é perfeito. Isso é completo. Não precisa fazer mais nada.
Mamãe: Eu superei as dificuldades, e agora tudo desapareceu. Estou em paz. Eu sofri.
Eu: Eu sei que você sofreu, mamãe.
Mamãe: Ninguém mais sabe disso.
Eu: Mas eu sei, eu sou sua testemunha.
Mamãe: Ela (referindo-se a si mesma) superou.

Sua proclamação explícita sobre o amor universal produziu uma energia poderosa que suplantou todos os pensamentos negativos anteriores. Minha confirmação disso, articulada como um comando embutido, enraizou um novo padrão. Aqui estou usando deliberadamente a terminologia da PNL, pois considero suas técnicas particularmente úteis em situações como esta. Ao dizer "Isso é completo", encorajo mamãe a seguir adiante em seu novo caminho de pensamento positivo. A resposta afirmativa de mamãe à minha colocação mostra a mudança de percepção instantânea que pode sobrevir nesses momentos de intenção pura e focada. Realmente, ela superou e seguiu adiante. Falar de si como "ela" mostra ou que ela está em um estado dissociado ou que está falando do Outro Mundo.

Somente depois de passar por muitas provas neste mundo podemos alcançar o tipo de conhecimento e sabedoria que mamãe está acessando agora.

É um momento muito íntimo e tenro, e sinto novamente as lágrimas brotarem. Ela sofreu, e, como eu enfrentei meu próprio sofrimento, agora sou capaz de ser sua testemunha, única e exclusiva. Essa percepção está no centro de nossa jornada juntas.

Mamãe: Eu aprendi a suportar.
Margaret está sempre presente.

Entendo, dessa fala, que a Margaret a quem ela constantemente se refere é alguém permanente e sempre disponível para ela. Isso me deixa muito feliz.

Eu: Sim, estou, mamãe, e você está sempre comigo.

Passando do profundo para o profano:

Mamãe: *Quantos anos você tem? 51?*
Eu: *Não, tenho 62.*
Mamãe: *Você tem um rosto bonito. Você tem dentes bonitos.*

Sábado, 26 de março de 2005

Noite. Mamãe está na cama e muito bem.

Mamãe: *Emily...? Respirar é a resposta para todos.*

Imagino que ela queira dizer que faria bem a Emily usar a respiração terapeuticamente, e entendo que ela quer que eu passe isso à minha sobrinha, o que farei com imenso prazer. Nosso diálogo tem um efeito cascata positivo.

Mamãe: *Os diários, eu preciso ajeitar isso.*
Eu: *Quais diários?*
Mamãe: *Não sei onde estão.*

Outra referência aos seus diários perdidos, talvez porque mamãe não consiga mais organizar e planejar sua vida. Imagino que o córtex frontal do cérebro, a parte que cumpre essas tarefas, já não esteja funcionando bem. Queria tanto saber como ajudá-la.

Eu: *Você nunca fica aborrecida, mamãe?*
Mamãe: *Não, nunca.*
Eu: *Você nunca se sente solitária?*
Mamãe: *Não, nunca. Eu nunca estou sozinha.*
Eu: *Quem está com você?*
Mamãe: *Não sei, mas tem alguém.*

Por muito tempo, mamãe fica olhando para mim, para meus olhos.

Mamãe: *Os olhos têm o que é importante. Os olhos são a janela para a alma. Você tem belos olhos castanhos, belos dentes, belas unhas.*

Sua atenção passou do meu rosto para as minhas mãos. Agora ela volta para o enigma que está nos acompanhando:

Mamãe: *Margaret e você são muito diferentes.*
Eu: *Você pode descrever a diferença?*

Ela não responde.

Eu: *Eu sou Margaret.*
Mamãe: *Sim. Temos muita sorte.*
Eu: *Sim, mamãe, temos.*

Anteriormente, eu me perguntava se ela falava de Margaret quando estava em um estado dissociado e quando eu, portanto, ficava um pouco distante. Neste caso, porém, ela experimentaria Margaret e a mim como sendo a mesma pessoa. Provavelmente, quando ela diz "você", ela está me percebendo na minha forma física. Qual a natureza e a forma de Margaret? Será que ela está vendo Margaret em sua mente? Ela está se sintonizando com minha aura? Vendo um padrão genético? Vendo minha essência?

Concordo com mamãe sobre termos muita sorte, mas acredito que todos podem ter experiências positivas como as que nós estamos tendo. Realmente basta querê-las.

Domingo, 27 de março de 2005

Continuando a explorar o enigma:

Eu: *Margaret e eu?*
Mamãe: *Eu não sei, primas? Assim, você teria um irmão e uma irmã. Isso seria bonito.*

Não está claro sobre o que ela está pensando, e ela parece confusa. Está usando uma voz do futuro – será que está vendo uma encarnação futura? Será que é alguma constelação familiar de tempos passados que ela está vendo agora no futuro?

Quinta-feira, 28 de abril de 2005

Quando chego, mamãe está no salão com os outros residentes.

Eu:	*Olá, mamãe. Que bom ver você. Você parece estar bem. Como vai?*
Mamãe:	*Bem, obrigada, Margaret. Estou fazendo faxina. Preciso pôr tudo em ordem.*

Noite. Ela está na cama e não se refere mais à sua observação anterior.

Sexta-feira, 29 de abril de 2005

Quando visito mamãe, muitas vezes falo simplesmente sobre pessoas que conhecemos e coisas cotidianas, e ela entra na conversa. Hoje, mamãe simplesmente diz que não consegue lembrar-se daquilo em que está pensando.

Sábado, 30 de abril de 2005

Manhã. Estou com mamãe no seu quarto. Ela tem problemas para se lembrar. Na tentativa de melhorar sua função cerebral, faço-lhe um pouco de terapia cinesiológica de reflexos, trabalhando com os reflexos na sua cabeça que estimulam o fluxo do sangue no cérebro.

Tarde. Estou caminhando com mamãe na cadeira de rodas pelo passeio. Ela diz que não quer ir ao salão de chá. Fico triste com a atitude, mas a entendo. Imagino que ela esteja se lembrando do desconforto que sentiu na última vez que fomos para lá, quando ela não deu conta da situação e precisou de ajuda. Isso mostra que sua memória emocional ainda está funcionando.

Noite. Mamãe está na cama e parece muito bem. Decido ler para ela um livro que penso que ela vai gostar: *O profeta*, de Khalil Gibran.

Mamãe:	*É profundo. É religioso. É um livro maravilhoso. A linguagem é bela.*

Estou muito feliz de que ela seja capaz de apreciar esse livro. De repente, tenho uma ideia: será que ela consegue ler comigo? Procurando no fundo de uma gaveta ao lado de sua cama, encontro seus óculos de leitura. Como estão sujos, eu os limpo e depois os coloco no seu rosto. Abro o livro e o entrego à mamãe. Para minha grande surpresa, ela lê fluentemente, com compreensão, e não quer parar. Ela está muito feliz ao perceber que ainda consegue ler e sentir o prazer da leitura. É um momento mágico para ambas. Deixo mamãe lendo em silêncio, com grande satisfação. O livro é pequeno e não muito pesado, de modo que ela ainda consegue segurá-lo.

A enfermeira de plantão relata que mamãe estava muito bem e ainda acordada às duas da madrugada. Continuo fascinada. Como é que nunca havia pensado nessa possibilidade antes?

Domingo, 1º de maio de 2005

Noite. Continuamos a leitura de *O profeta*. Ela lê com entusiasmo, como uma mulher sedenta que encontra inesperadamente água. Vou embora, e ela me dá um adeus feliz quando saio do quarto:

Mamãe: *Tchauzinho!*

Esse é um adeus tão positivo e animado que contagia meu coração.

Segunda-feira, 2 de maio de 2005

Noite. Mamãe está na cama, sonolenta. Deito ao lado dela e a abraço.

Mamãe: *São momentos maravilhosos.*

Lemos de novo trechos de *O profeta*.

Mamãe: *É um livro maravilhoso.*

Depois de conversar um pouco, ela me diz:

Mamãe: *William e eu temos um plano. Há personagens. Nós três estaremos juntos.*
Eu: *Quem? Você, papai e eu?*
Mamãe: *Sim.*

Essa é uma nova integração maravilhosa de nossa família que, no passado, era tão disfuncional. Isso também indica que ela e papai estão se comunicando em algum nível diferente. Será que ela está nos percebendo como personagens em uma peça de teatro? Ora, seria uma ideia interessante. Será que está nos vendo juntos no Outro Mundo? E onde minha irmã Fiona participa disso?

Quarta-feira, 25 de maio de 2005

Chego na parte da tarde e mamãe está no salão com outros residentes.

Eu: *Olá, mamãe. Que bom rever você. Como vai? Como está se sentindo?*
Mamãe: *Bem. Margaret está discernindo as coisas.*

Socorro! Ela está medianímica! Estou lidando com alguns assuntos financeiros muito delicados que se referem a ela e ao papai, e me sinto extremamente desconfortável. Definitivamente, não é algo que eu gostaria de partilhar com ela. Puxa. Parece que estou completamente transparente. Não posso esconder nada. Socorro! Deus do céu, que mais ela está sabendo?

Esse é o segundo exemplo da percepção extrassensorial de mamãe.

Noite. Mamãe está de novo no salão.

Mamãe: *Margaret está mexendo com recursos e finanças. Margaret está um pouco confusa.*

Ela continua a me ler, apesar do meu desejo desesperado de bloqueá-la. Céus, nada passa despercebido a ela. Não lhe falei de nenhum assunto financeiro. Sinto-me totalmente exposta, apesar de saber que suas observações nascem de seu cuidado e de sua preocupação comigo, e não vêm de um desejo de se intrometer ou interferir.

É a terceira vez que mamãe se sintonizou comigo e me confrontou com uma leitura medianímica espontânea e não solicitada. Sem dúvida, ela desenvolveu poderes telepáticos, embora esteja inteiramente inconsciente deles. Alguns céticos dizem que pessoas medianímicas realizam os chamados atos supernaturais por meio de truques. Evidentemente, aqui não há nada de truques – mamãe está lendo minha mente sem sequer saber que está fazendo isso.

Quinta-feira, 26 de maio de 2005

Manhã. Mamãe está no seu quarto, sentada na sua poltrona e parecendo muito bem.

Eu: *Olá, mamãe. Que bom ver você. Como vai?*
Mamãe: *Bem.*

Conversamos um pouco, enquanto estou fazendo suas unhas. A seguir, leio a ela uma passagem de *O profeta*, o último versículo da seção sobre autoconhecimento:

Não diga: "Encontrei a verdade", mas diga: "Encontrei uma verdade".

Não diga: "Encontrei o caminho da alma", mas diga: "Encontrei a alma caminhando na minha senda".

Pois a alma caminha em todas as sendas.

A alma não caminha sobre uma linha nem cresce como uma vara.

A alma desdobra-se como um lótus de inúmeras pétalas.

Mamãe: *Belo!*

Tarde. Seguimos com a cadeira de rodas pelo passeio. De um lado estão o mar e as dunas de areia. De outro, as encostas verdes estão cobertas com jovens arbustos e flores silvestres. Paramos e ficamos algum tempo contemplando as rosas caninas. Suas flores perfumadas de uma rosa suave são bastante delicadas e belas. Após nossa jornada, voltamos para nossa casa e tomamos chá no jardim. Mamãe está muito calada, como acontece muitas vezes na companhia de papai. Ele não sabe o que dizer para ela, e ela não sabe o que dizer para ele.

Noite. Encontro mamãe dormindo na cama, e ela acorda. Ela não quer que eu leia para ela, mas está feliz em ouvir minha voz. Assim fico sentada ao lado de sua cama e começo a falar calmamente sobre algo que eu já mencionei antes e que ela já deve estar fazendo: viagens extracorpóreas ou viagens astrais. Isso acontece quando uma parte de nós deixa nosso corpo físico e vai para uma outra dimensão; é como estar em um sonho, mas sem estar dormindo.

Mamãe: *Podemos tentar fazer essas coisas.*

Eu:	*Sim, mamãe, na realidade você já as está fazendo.*
Mamãe:	*Meu irmão (falecido) me pediu para visitá-lo, e eu fiz isso.*
Eu:	*Viu! Eu não lhe disse que você já consegue.*
Mamãe:	*Eu posso fazer mais, mas eu não quero exceder-me.*
Eu:	*Concordo, mamãe. Você é muito sábia.*

Adoro sua abertura, sua espontaneidade e o que ela está vivenciando. É maravilhoso.

Ela sabe exatamente do que estou falando e entende que se exceder poderia deixá-la desorientada e atordoada.

Trata-se de outro encontro com um parente falecido, mas desta vez foi ela quem realizou a visita. Ela está realmente viajando para fora de seu corpo. Talvez minha fala sobre viagens astrais tenha lhe dado a permissão de me contar sobre sua experiência. Quero encorajá-la a aproveitar a liberdade de estar fora do seu corpo, sabendo que ela pode voltar. Ter essa experiência agora tornará sua transição final para o Outro Mundo natural e leve.

Mamãe:	*É tanto amor que vem de seu rosto. Você tem dentes bonitos. Margaret é muito boa. Margaret tem me ajudado. (Após uma pausa). A noite tem muitas noites.*
Eu:	*O que você quer dizer, mamãe?*
Mamãe:	*Não posso explicar. Belos pensamentos, Margaret. Nada para se preocupar.*

Isso é tão poético e nos leva, Margaret e eu, em uma jornada da alma para um lugar desconhecido... talvez para os níveis astrais superiores. Dizem que ali residem, misteriosamente, muitas noites.

Em silêncio, volto minha atenção para sua aura e imagino "livre" e "luz".

Mamãe:	*Margaret está em casa, e eu estou em casa. Você está ali, no meio e participando. Nossas energias estão conectadas.*

Absolutamente maravilhoso! Ela se expressa de modo tão aprimorado. Essa é a conexão da nossa alma. Ela está sentindo ou percebendo medianimicamente o que eu estou fazendo e descrevendo-o perfeitamente, ao chamar esse estado energético não físico de "casa".

Mamãe:	*São momentos preciosos. Você vai acalentá-los no futuro.*

Sim, realmente, são momentos muito preciosos, e meus olhos estão se enchendo de lágrimas de gratidão. Esta noite é muito especial. Alguns pensamentos negativos tinham me bloqueado, e eu tinha pedido ajuda para poder estar mais presente. Agora estou recebendo o mais belo de todos os dons. "*Obrigada*".

Sexta-feira, 27 de maio de 2005

Tarde. Levo mamãe para seu quarto onde podemos conversar em paz e com calma.

Mamãe: *Terminei. Minha supervisão está completa. A biblioteca, muitos livros, oito livros, estou contando – um, dois, três, quatro e mais quatro. Vai demorar, mas eu não me importo.*

Ela ainda consegue contar e tem um conceito de tempo linear. Isso significa que o hemisfério esquerdo de seu cérebro, o lado especializado no processamento de informações sequenciais, ainda está trabalhando.

Então, a fase de supervisão terminou, e agora ela precisa fazer alguns estudos. Tento descobrir mais sobre a biblioteca e os oito livros, mas ela não consegue me dizer nada. Em agosto passado, ela mencionou alguém que estava lendo "o livro" e parecia estar falando de Fiona, que já havia falecido. Logo depois, no mesmo mês, mamãe disse também: "O novo livro que tenho é útil". Agora ela está falando de oito livros. Isso soa de fato como uma referência aos Registros Akáshicos do Outro Mundo, considerados os registros de todas as informações de todos os tempos.

Como já mencionei e como estou testemunhando com crescente clareza, com o passar do tempo, as informações que mamãe me deu ao longo dos últimos anos indicam que no processo de morrer há uma série de fases ou estágios diferentes. Muitos ensinamentos espirituais e xamânicos falam sobre a passagem desta vida para a próxima, mas mamãe está descrevendo essas coisas enquanto ainda está aqui neste mundo. Parece que ela consegue acessar o Outro Mundo por meio de seus sentidos interiores, sua tele-visão interior, e assim escolher o que quer aprender. Se for verdade, então ela está me fornecendo intelecções extraordinárias sobre o Outro Mundo. Que dom verdadeiramente maravilhoso!

Toco no assunto de suas viagens extracorpóreas e da visita que fez recentemente a seu irmão, e ela diz de novo: "Não quero fazer demais". Quando lhe falo de seu corpo astral e a relação dele com sua aura, mamãe responde sem qualquer estímulo, dizendo: "Mental".

Na filosofia esotérica, o corpo mental está acima do corpo astral e possui uma frequência mais alta do que o corpo físico e o corpo astral emocional.

Noite. Mamãe está na cama, e seus olhos brilham. Ela está me observando, como costuma fazer.

Mamãe: *Sua pele precisa de mais branco, Margaret.*
Eu: *Você tem toda razão. Boa observação, mamãe.*

Reflito um pouco sobre esse tema e recorro a meus conhecimentos da medicina tradicional chinesa (MTC) para explicar que o branco falta à minha pele por causa de um desequilíbrio no meu corpo. Nunca falei com mamãe sobre isso, mas sua observação é absolutamente correta e apoia nesse aspecto o diagnóstico da MTC.

Mamãe: *Margaret sabe muita coisa. Fiona e Emily nunca tiveram momentos assim.*

Eu sei de coisas que me interessam. Esses temas em especial nunca interessaram a Fiona ou Emily.

Mamãe: *Há muitos séculos. Não sei qual deles – é difícil. Quero escrever a algumas pessoas.*
Eu: *Para quem você quer escrever, mamãe?*

Ela não responde.

Estou curiosa. Para mim, isso parece uma referência a vidas passadas. Será que sua observação surgiu a partir do seu acesso à biblioteca, dos oito livros e da história que eles contam? Medianímicos dizem que os Registros Akáshicos contêm informações sobre vidas passadas. Assim como pessoas que tiveram uma experiência de quase morte (EQM), eles também dizem que o tempo linear não existe em outras dimensões – algo que é difícil de entender para nós no mundo físico.

Mamãe: *... frasco (tocando sua garganta). Preciso acertar o equilíbrio. Eu trabalhei duro. Foi divertido. Este feriado é maravilhoso.*

Estou tão feliz de que mamãe esteja vivenciando minhas visitas como feriados. Por mais estranho que possa parecer, eu sinto o mesmo. Como não estou com ela o tempo todo, quando estou é um momento intenso e muito especial. Este é um dos motivos pelos quais continuo com esse padrão de visitas.

Sábado, 28 de maio de 2005

Mamãe está no seu quarto. São onze da manhã, e Paul está comigo.

Mamãe: *Isso não é justo com Paul.*
Paul: *Eu gosto de visitar você, vovô. Verdade!*

Imagino que ela esteja pensando que Paul, na casa dos 20, não deveria passar seu tempo dessa maneira. No entanto, ele está maduro e gosta muito dela, então ele se sente muito feliz por visitá-la. Ciente do relacionamento especial entre mim e mamãe, e sem saber muito bem onde se encaixa nisso, ele não diz muita coisa. Por isso, eu sempre o incentivo a visitá-la sem que eu esteja presente.

Mamãe: *Quero o endereço de William.*

Penso que ela quer saber como entrar em contato com papai, o que pode significar conectar-se com ele em um nível diferente. Ou seja, preciso articular um encontro só deles, para que possam ter certo tempo de qualidade juntos. Embora papai frequentemente visite mamãe na casa de repouso, suas visitas são breves e acontecem no espaço público do salão dos residentes. Talvez mamãe queira um encontro especial privado.

Noite. Mamãe está na cama e parece pensativa.

Mamãe: *Nós (ela e eu) tivemos um início difícil, mas tivemos um término bom.*
Eu: *Sim, é impressionante como conseguimos trabalhar tudo isso tão bem. Estou muito grata.*
Mamãe: *Margaret sabe muita coisa. Margaret é boa.*
Eu: *Obrigada, mamãe, você também. Vejo que você está sempre movendo sua cabeça da esquerda para a direita e de volta.*
Mamãe: *Estou mantendo os dois cérebros ativos.*
Eu: *Isso é um bom exercício para esse fim. Você realmente faz isso muito bem.*

Falando como cinesiologista, esses movimentos são de fato uma maneira de ativar ambos os hemisférios do cérebro. Ela parece saber intuitivamente o que deve fazer, ou talvez esteja recebendo instruções do Outro Mundo.

Mamãe: *Emily e William não têm isso (isto é, essa compreensão e conhecimento compartilhados).*

Mamãe faz outras referências à ideia de que "a noite tem muitas noites" e ao "mundo inteiro", mas não explica nada quando eu pergunto.

Eu:	*Você se lembra de mim quando eu não estou aqui?*
Mamãe:	*Sim, Margaret.*

Quarta-feira, 22 de junho de 2005

Hoje mamãe está fazendo 90 anos, e estou de volta para comemorar com ela. Mais um ano, e ela ainda está conosco. Como sempre, eu lhe dou um buquê de ervilhas-de-cheiro.

Eu:	*Olá, mamãe. Feliz aniversário! Como você está neste dia tão especial?*
Mamãe:	*Bem, obrigada.*

Ela tem um dia maravilhoso, recebendo cartões e presentes. A cozinheira da casa de repouso fez um bolo para ela, e toda a equipe trata-a com especial carinho e atenção. O tempo está bonito, e, à tarde, mamãe, papai, Emily, alguns amigos da família e eu tomamos chá no gramado de nossa casa.

Noite. Mamãe está na cama e olhando para mim por muito tempo, em silêncio.

Mamãe:	*O que detém você?*

É uma pergunta muito pertinente, uma pergunta que também eu estou me fazendo. Sendo que acabei de chegar, e com todas as atividades do dia, ainda não estou plenamente conectada com ela e tenho dificuldade para manter um contato visual firme e silencioso. Uma dificuldade adicional é que esses tempos de se olhar nos olhos estão se prolongando, já que a atividade cerebral de mamãe está ficando mais lenta. Preciso passar da minha mente de "macaco tagarela" à de plena atenção. Percebo que isso é mais fácil quando fico escutando o silêncio e me tornando também uma observadora.

Quinta-feira, 23 de junho de 2005

Como a manhã está bonita, levo mamãe na cadeira de rodas pelo passeio. A casa de repouso está sempre muito quente e abafada e, assim, o ar fresco do mar nos faz bem.

Noite. Mamãe está no seu quarto.

    Eu: *Em que você está pensando?*

Posso ver por sua expressão facial que ela está processando informações.

    Mamãe: *Não consigo me lembrar. Estou aproveitando sua companhia.*
    Eu: *Sim, mamãe, é maravilhoso estarmos juntas assim.*

Sábado, 26 de junho de 2005

De novo, o dia está bonito, e damos outro passeio matinal na cadeira de rodas. As escolas estão em período de férias, e há muitas crianças e famílias jovens. As pessoas são muito amigáveis, e mamãe faz contato com todos que encontramos ao passar devagarinho pelo passeio. Mais tarde, no salão dos residentes:

    Eu: *Você parece estar muito bem, mamãe.*
    Mamãe: *Você está aqui, Margaret.*
    Eu: *Oh, mamãe, você é maravilhosa.*

Essas palavras francas e animadas alegram meu coração.

Noite. Estamos juntas no seu quarto.

    Mamãe: *Eu quero ser justa com William.*

Parece que ela ainda está tendo alguma dificuldade com papai, mas não sei exatamente com o que ela está preocupada. Em uma tentativa de ajudar, sugiro conversar sobre sua vida de casal, e ela está ansiosa para fazê-lo. Depois, ela diz que está se sentindo melhor, o que pode indicar que ela pode ter adquirido certas compreensões e novas maneiras de interpretar e contemplar sua relação. Estou maravilhada com sua grande abertura e receptividade.

Mamãe:	*Estou na minha pequena turret e muito feliz.*

Este comentário mostra que ela se sente segura e abrigada, e é interessante que ele vem após nossa conversa sobre ela e papai. Por coincidência, meu sobrenome, La Tourelle, significa *turret* (literalmente, "pequena torre") em francês.

Domingo, 27 de junho de 2005

Felizmente, o tempo continua bom, e fazemos outro passeio matutino na cadeira de rodas. Mamãe está preocupada, pensando que a empurrar pode ser difícil demais para mim, mas eu lhe asseguro que não. Estou gostando desses passeios. Apesar de todas as dificuldades logísticas, eles são uma forma maravilhosa de passarmos um tempo juntas. Seu interesse em tudo que encontramos me desacelera, e temos tempo para perambular e simplesmente estar por aí. É como uma meditação de presença atenciosa. Que luxo neste mundo moderno!

Noite. Mamãe está no seu quarto.

Mamãe:	*Estou pensando em todas as coisas que eu gostaria de fazer.*
Eu:	*O que você gostaria de fazer, mamãe? Fale-me.*
Mamãe:	*Eu gostaria de voar.*
Eu:	*Perfeito! Podemos fazer isso. Vamos praticar um pouco? Você sabe que pode voltar a qualquer momento e estar de novo aqui comigo.*

Eu lhe ofereço a seguinte visualização:

Agora, quando você estiver pronta, feche seus olhos.

Deixe tudo passar devagar, muito devagar.

Imagine que você está leve como uma pena e que começa a subir sem nenhum esforço.

Sinta como você está flutuando no espaço.

Aproveite a sensação de estar inteiramente livre e sem peso.

Flutuando nesse espaço sem tempo.

Movendo-se suavemente no espaço ou simplesmente pairando.

E faça isso pelo tempo que quiser...

Agora, muito suavemente, no seu próprio ritmo, flutue de volta, para baixo, bem suavemente.

Sinta como o peso de seu corpo começa a descansar na poltrona.

Quando você estiver pronta, abra seus olhos.

Perceba que você está aqui no quarto, comigo.

Tome o tempo necessário.

Eu: *Gostou?*
Mamãe: *Sim, isso foi maravilhoso, Margaret.*

Minha pequena visualização conduzida permitiu a mamãe, ainda que brevemente, desfrutar do senso de liberdade que estava procurando.

Domingo, 31 de julho de 2005

Faz algumas semanas que não vejo mamãe, e estou de volta para o aniversário de papai que será amanhã. Mamãe está no seu quarto e parece estar muito bem. Ela está usando um suéter recentemente adquirido do guarda-roupa coletivo da casa de repouso, de cor branca, não exatamente a cor mais favorável para sua tez muito pálida.

Eu: *Olá, mamãe. Que bom rever você. Como vai? Como está se sentindo?*
Mamãe: *Bem, obrigada, Margaret.*

Ela continua falando por algum tempo, muitas vezes repetindo o que acaba de dizer. Depois, ela diz:

Mamãe: *(Enfaticamente) Opção. É bom ter opção.*
Eu: *Sim, é bom. Concordo. Você queria ter opção de quê?*

Ela não responde.

Opção – é uma das perguntas realmente importantes. Temos capacidade de escolha e livre-arbítrio, sim ou não? A afirmação de mamãe: "É bom ter opção" indica que podemos ter opção, mas que isso não é algo automático. Eu me lembro de que, em maio passado, ela disse que não queria um novo programa de televisão – ou seja, naquele momento, ela não conseguiu optar. Mas em fevereiro deste ano, ela disse: "Estou me preparando para o próximo programa. Preciso decidir qual", indicando que, desta vez, ela teve opção. O que fez com que ela pudesse mudar da situação de não ter opção para a situação de ter opção? Poderia isso ser resultado da aprendizagem com os programas, as provas e a supervisão pelos quais ela passou? Se for assim, parece que não precisamos ter medo das provas que a vida nos apresenta, mas que podemos abraçá-las e considerá-las uma oportunidade de aprender e de nos mover em direção à conquista de maior capacidade de escolha e livre--arbítrio.

Pergunto-me qual seria a opção que ela quer ter agora? Será que está vendo algo que está provocando essa afirmação?

Mamãe: *Quero ter tudo em ordem. Gosto de ter as coisas bem-arrumadas.*

Ela já falou antes sobre sua necessidade de ter ordem, e é natural que alguém no fim da vida queira isso. No entanto, seu desejo poderia vir de uma tentativa de lidar com a crescente desordem que ela está experimentando à medida que as funções de seu cérebro estão em declínio.

Segunda-feira, 1º de agosto de 2005

Manhã.

Mamãe: *(Enfaticamente, quando lhe dou um beijo de despedida). Você vai adorar. Você vai adorar.*

Será que ela está falando do Outro Mundo? Quero acreditar que sim e me sinto fortemente tranquilizada. Na verdade, sinto-me mais do que tranquilizada, sinto que é absolutamente maravilhoso saber isso. As informações que mamãe me tem passado são muito libertadoras e estão me abrindo uma nova perspectiva sobre a morte, que também está mudando a maneira como experimento a vida.

Tarde. É o aniversário de papai. Mamãe está um pouco abatida, mas anima-se com o seguinte:

Papai:	*Eu realmente admiro a maneira como você está lidando com isso, Pat. Não deve ser fácil.*
Mamãe:	*Obrigada por seu apoio, William. Sem você, eu não teria conseguido.*

É a primeira vez que ouço um deles realmente reconhecer o outro, e meu coração está cheio de alívio e alegria. Que belo presente de aniversário!

Penso que papai esteja aprendendo, talvez como resultado de sua "cirurgia" e daquilo que mamãe lhe passou em um nível energético. Tudo parece estar se desenvolvendo bem.

Noite.

Mamãe:	*Seus olhos são tão castanhos. Seus olhos brilham. Estou pegando os olhos, mas você irá lembrar deles. Tantas memórias, tantas!*
Eu:	*O que você quer dizer? Fale-me sobre os olhos, mamãe. Fale-me de suas memórias.*

Ela não responde.

Pergunto-me de quais memórias ela está falando. E "os olhos", que coisa mais misteriosa de se dizer! Estou completamente aturdida e fascinada.

Mamãe:	*A cirurgia foi muito bem-feita.*
Eu:	*Estou contente em ouvir isso. Você realmente parece bem.*

Anteriormente, ela havia feito várias referências a cirurgias. Sejam quais forem as forças misteriosas que estão operando, elas parecem ajudá-la em todos os níveis – físico, emocional, mental e espiritual. Ela está muito melhor do que eu teria esperado neste estágio avançado do mal de Alzheimer.

Mamãe:	*Quero me levantar.*
Eu:	*Sim, vamos. Vamos imaginar que você se levanta.*

Evidentemente, ela não pode se levantar de verdade. Faço de novo uma pequena visualização com ela. A ajuda para realizar imaginativamente os desejos que ela não pode mais realizar fisicamente lhe concede um breve escape de suas limitações corporais. Ajuda também a reforçar a crença de que você consegue o que pensa ou imagina.

Mamãe:	*Isso foi maravilhoso, Margaret. Seus cabelos estão soltos. Seus cabelos brilham. Você está tão castanha. Estou me virando bem. Eu sou uma guerreira.*
Eu:	*Sim, você é. Muito bem, mamãe. Você merece uma medalha.*

Terça-feira, 2 de agosto de 2005

Manhã. É outro dia maravilhoso, e estamos fazendo um passeio de cadeira de rodas pelo passeio. O sol brilha, e há uma brisa suave vindo do sudoeste, do mar. É possível ouvir os sons alegres de crianças divertindo-se na praia, seus gritinhos de contentamento ao brincar na beira da água. No quiosque onde paramos para comprar sorvete há uma fila. Eu não tinha imaginado os desafios que tomar sorvete poderia apresentar em um dia quente. Um transeunte gentil que percebe meu aperto nos salva com um punhado de lencinhos. Para alguém com Alzheimer, as coisas mudam constantemente, e cada nova situação apresenta um novo desafio. É difícil manter-se atualizada.

Noite. Mamãe está na cama, dizendo que está cansada.

Mamãe:	*É maravilhoso ter você aqui, Margaret.*
Eu:	*Você sabe que eu adoro estar aqui com você. Você está pensando em quê, mamãe?*
Mamãe:	*No futuro. O que vai acontecer? Estou pensando muito. Pensar ficou mais fácil.*

Acredito no que ela diz – posso ver que ela está pensando muito. Seus olhos estão fechados, sua cabeça vai de um lado para o outro, e sua expressão está mudando. O problema é que sua capacidade de se lembrar daquilo que acaba de pensar e de o verbalizar está em declínio.

Sobre o futuro e aquilo que vai acontecer, ela sabe mais do que eu, e tenho certeza de que ela me falará disso quando chegar o momento certo.

Mamãe:	*Estou ajudando Emily a se tornar uma pessoa dona de si.*
Eu:	*Que bom. Isso é maravilhoso. Simplesmente perfeito!*

Parece que, através de mamãe, Emily está recebendo ajuda, possivelmente de sua mãe, Fiona, no Outro Mundo. E eu sou a companheira e a testemunha de mamãe. Isso mostra de uma forma maravilhosa como operam as dinâmicas de energia e o efeito curador da constelação de nossa família.

Mamãe:	*William, ele se esforçou muito.*

Isso é verdade, e estou muito feliz de que ela reconheça isso agora. A seguir, ela fala sobre mim e Margaret.

Mamãe:	*Margaret e você (eu) são muito diferentes.*
Eu:	*Margaret, quer dizer, eu?*
Mamãe:	*Sim.*
Eu:	*Margaret e eu somos a mesma pessoa?*
Mamãe:	*Sim.*
Eu:	*Você pode explicar nós duas?*
Mamãe:	*Não posso explicar as diferenças.*

Assim continua o mistério de Margaret e de mim.

Quarta-feira, 3 de agosto de 2005

Manhã. A coordenadora e eu estamos falando sobre mamãe e partilhando nossa surpresa de que ela ainda consiga se comunicar tão bem, considerando o estágio avançado de seu Alzheimer. Já faz mais de um ano que mamãe está tomando diariamente um complexo fitoterápico que lhe foi prescrito por uma médica fitoterapeuta. A coordenadora acredita que é isso que tem feito a diferença.

Mamãe está sentada em uma poltrona e parece estar bem. Seu cabelo foi cortado por uma cabeleireira que atende a casa de repouso. Batemos um papo sobre assuntos variados.

Noite. Mamãe está na cama. Como ela não consegue mudar sozinha de posição, agora ela está usando um colchão especial que alivia a pressão. Ele possui muitas câmaras internas nas quais a pressão do ar está mudando constantemente, para evitar escaras. Deitada na cama ao lado dela, estou sentindo uma sensação muito estranha de movimento em diferentes lugares debaixo do meu corpo. Pergunto-me como mamãe está sentindo isso – ela nunca comentou.

Mamãe:	*Você tem pernas fortes. Você tem mãos hábeis. Margaret e você são tão diferentes.*
Eu:	*Em que sentido somos diferentes?*
Mamãe:	*Não posso dizer como. (Depois de pensar um pouco) Eu não quis estragar, transtornar... seu aniversário.*

Que coisa mais estranha de se dizer. Ela não estragou meu aniversário. A observação deixa-me confusa.

Mamãe: *Margaret consertou o gás.*

Isso é verdade e outro exemplo de sua clarividência – já é o quarto! Como ela sabe disso? Eu não lhe contei que ontem à noite eu havia consertado a lareira a gás no quarto da frente da nossa casa. Ela não disse: "Você consertou o gás"; ela disse: "Margaret consertou o gás". Imagino que isso indique que ela esteja me encontrando e passando informações em uma dimensão não física. Fico realmente maravilhada com este seu dom, tanto mais que ela não sabe que o possui.

Mamãe: *Estou pensando muito. Como se despedir? Como posso ir embora à noite? Não sei. Preciso de algo à noite.*

Este é para mim outro lembrete de que ela irá embora. Ela já falou outras vezes sobre a "noite", e pergunto-me em que está pensando.

Eu: *Do que você precisa?*
Mamãe: *Companhia? Eu não sei.*

Fico triste, porque gostaria de fazer-lhe companhia à noite, mas não é viável. Preciso pensar em uma maneira diferente de confortá-la.

Eu: *À noite, você pode estar com anjos e amigos especiais.*
Mamãe: *O que eles dizem?*
Eu: *Não sei. Eles estão sempre presentes. Basta você percebê-los.*
Mamãe: *Estou muito feliz. Ter esse tempo juntas nos faz muito bem.*
Eu: *Sim, mamãe, é verdade.*
Mamãe: *Estou melhorando. É maravilhoso.*

Em um nível do espírito, ela *está* melhorando, e isso é maravilhoso.

Quinta-feira, 4 de agosto de 2005

Manhã.

Mamãe: *Não preciso ter companhia o tempo todo.*

Ops! É possível que, depois de minha sugestão, mamãe tenha pedido companhia e recebido mais do que queria! "A energia flui onde a atenção passa", e é assim como manifestamos nossos pensamentos. Já que mamãe está agora operando principalmente por meio de seu corpo energético, ela manifesta seus pensamentos rápida e efetivamente.

Noite. Mamãe está na cama.

Eu: *Quando você está pensando, você está vendo imagens?*
Mamãe: *Não, estou escutando vozes.*
Eu: *Que tipo de vozes?*
Mamãe: *Não sei.*

Eu gostaria que ela continuasse com o tema, mas ela passa de novo para o enigma de mim e Margaret.

Mamãe: *Margaret e você foram feitas para serem diferentes. Simples assim.*

Que seja. Coloco minhas mãos sobre ela e deixo a energia fluir. Ela sempre sente e gosta disso.

Domingo, 7 de agosto de 2005

Manhã. Fazemos um breve passeio de cadeira de rodas. Depois vamos ao jardim de nossa casa e ficamos um pouco sentadas ao sol. Mamãe está usando um belo chapéu de praia que eu lhe comprei e que combina perfeitamente com ela.

Noite.

Mamãe: *Estou voltando para casa. Estou viajando.*
Eu: *Você está com alguém?*

Mamãe: *Com Gillian. (Ela não conhece ninguém que se chame Gillian.) Voltarei no ano que vem.*
Tenho muitos pensamentos – eles estão embaralhados.

Sua resposta não me diz nada, e talvez sejam realmente pensamentos embaralhados. É de se esperar que isso aconteça de vez em quando ou talvez ela esteja mergulhada em uma realidade diferente. Quem saberá dizer?!

Mamãe: *Depois de uma longa separação, não há necessidade de palavras.*

Estou aqui faz uma semana, ou seja, não tivemos uma longa separação. Será que no Outro Mundo há uma noção de tempo diferente?

Mamãe: *Estou pensando em todas as maneiras de pensar. Não consigo me lembrar.*

Em dezembro do ano passado, ela disse: "Eu sei que meus pensamentos estão claros. Fico confusa quando não consigo me lembrar". Mas agora ela diz que não consegue se lembrar de todas as maneiras de pensar. Ela sabe que sua memória está falhando e está se esforçando muito para encontrar novas maneiras para poder continuar a se comunicar comigo. É muito emocionante.

Eu: *Você quer que eu lhe faça algumas perguntas, mamãe?*
Mamãe: *Oh, sim, Margaret! Por favor, faça isso.*

Ela está movendo sua cabeça de um lado para o outro, como costuma fazer ao processar pensamentos em silêncio. Pela primeira vez decido não esperar que ela termine essa sequência rotineira de movimentos. Em vez disso, interrompo o fluxo e procuro captar seus pensamentos fugazes antes que se dissipem. Tento isso, e funciona – ela consegue me dizer em que está pensando. Ou seja, esta é a estratégia que preciso empregar agora para continuar nossa comunicação.

Segunda-feira, 8 de agosto de 2005

Noite. Estamos no quarto de mamãe, vivendo um momento alegre. Estou tocando sua música favorita e dançando pelo quarto, tentando ser graciosa. Ela adora. Eu não faria isso na frente de nenhuma outra pessoa e, como sempre, estou rezando para a assistente de enfermagem não entrar antes de eu ter tempo para me recompor. Um dos muitos segredos do Quarto 14!

Terça-feira, 9 de agosto de 2005

Mamãe está no seu quarto.

 Eu: *Você é maravilhosa, mamãe, realmente maravilhosa.*
Mamãe: *É porque sou amada, Margaret.*

Isso vem direto do coração. Preciso parar e absorver isso.

 Eu: *Você tem sido uma grande ajuda para mim.*
Mamãe: *Você é uma pessoa maravilhosa.*
 Eu: *Você também, maravilhosa demais para dizê-lo com palavras, mamãe.*
Mamãe: *Onde você estará semana que vem?*

Depois de nossa pequena partilha de apreciação mútua, ela ainda consegue pensar no futuro imediato e sabe que não estarei aqui, embora eu não tenha dito nada.

 Eu: *Estarei em Londres.*
Mamãe: *Há tantas coisas que preciso lembrar. Estão ao lado, no quarto ao lado.*

Será que isso é uma metáfora para o lugar onde ela guarda suas memórias?

 Eu: *Que coisas?*
Mamãe: *Não sei.*

Quarta-feira, 10 de agosto de 2005

Tarde. Levo mamãe para seu quarto. Agora, ela nem sempre começa as conversas como fazia no passado, e aproveito essa oportunidade para relembrar com ela sua carreira de professora. Falamos sobre o tempo em que ela foi aluna do Dunfermline College de Educação Física nos anos 1930 e de seus anos como professora em vários colégios, até se aposentar, em 1975. Ela adora repassar essas memórias.

Mamãe:	*Você me ajudou.*
Eu:	*Você me ajudou. Estamos ajudando uma a outra.*
Mamãe:	*Margaret me telefona. Ela mantém contato. Talvez eu não fique por muito tempo. O número de Margaret é 31260 e muitos outros números.*

Isso é outro lembrete de que ela não estará aqui para sempre. É verdade que ligo para ela quase todo dia quando estou em Londres.

O número que ela mencionou se assemelha muito ao número do telefone de nossa casa. Ela sempre foi boa em lembrar números de telefone.

Quarta-feira, 14 de setembro de 2005

Noite. Estou de volta depois de certo tempo. Mamãe está na cama, em um sono intermitente.

Mamãe:	*Você tem um rosto bonito. Eu vejo isso em seu rosto. Você tem cabelos maravilhosos, ombros bonitos e dentes lindos.*
Eu:	*Obrigada, mamãe.*
Mamãe:	*Bem, a vida é difícil. Todos nós ficamos velhos. Precisamos seguir adiante. Não quero deixar você.*
Eu:	*Você nunca vai me deixar. Não podemos estar sempre juntas neste mundo, mas estaremos juntas em espírito, sempre, em um Outro Mundo.*

Ao dizer isso, sinto as lágrimas brotarem.

Mamãe:	*Você me deixa sondar sua mente. Eu lhe agradeço por isso.*

Quando falamos sobre isso, sinto uma forte proximidade. É absolutamente verdadeiro e não tem sido fácil para mim. Quando ela olha para mim com seu olhar fixo, sem palavras, sinto exatamente que estou sendo sondada. Minha mente está ainda muito acelerada, já que apenas acabei de chegar de Londres, e estou me sentindo pouco à vontade, como se eu estivesse tentando escapar de mim.

Por causa de seu Alzheimer, mamãe está inteiramente aberta para mim e consegue mergulhar nesse silêncio prolongado com atenção. Tento estar aberta para ela, até mesmo transparente, e deixá-la "sondar minha mente", como ela diz. Pergunto-me se nossa disposição de estar acessível uma para a outra está permitindo que informações do Outro Mundo, que sem isso ficariam bloqueadas, entrem no espaço sagrado que compartilhamos.

    Mamãe: *Há um homem que vem me ver – os mistérios da vida.*
    Eu: *Quem é ele? Fale-me dele.*
    Mamãe: *Não sei.*

Quero saber mais, mas ela já passou para outro assunto. Parece ser mais uma visita do Outro Mundo. Pergunto-me qual seria o sentido dessas visitas.

Eu lhe falo sobre nossa jornada ao longo dos últimos dois anos: as revelações e a grande cura que ela trouxe para ambas.

    Eu: *Como estão as coisas entre você e papai?*
    Mamãe: *Muito boas, muito boas.*

É a primeira vez que a ouço dizer isso, e é uma maravilhosa posição nova que alcançaram, especialmente nesta altura de suas vidas. Uns quatro meses atrás, ela disse que o estava ajudando, e parece que isso beneficiou ambos. Sinto um grande alívio. Tenho rezado para que eles encontrem uma solução antes de morrer.

    Mamãe: *Minha mãe e meu pai, eles estão aqui. A pequena magrinha. (Ela era a pequena magrinha.) Eu perdi minha beleza.*

Então ela continua o contato com seus parentes no Outro Mundo.

    Eu: *Você ainda está bela. Seus olhos são tão azuis. Eles procuram pela verdade. Para mim, sua aparência é ainda a mesma.*
    Mamãe: *Adeus, está na hora.*

Oh! Em meu coração salta uma batida. Será que isso é real ou somente outro ensaio?

Paro por um instante e coloco-me em seu lugar, e então percebo que ela, quando está flutuando entre os dois mundos, pode muito bem ter a sensação que está deixando este mundo e deslizando para o outro.

ESTREITANDO LAÇOS

"As rosas perdidas."

Pat

Quinta-feira, 15 de setembro de 2005

Noite. Mamãe está na cama.

Mamãe: *Estou na minha nova casa. Pode me chamar de purificadora.*

Ontem ela disse "adeus" e hoje ela já mudou para sua "nova casa". Assim, parece que ela realizou o "movimento", possivelmente aquele que ela disse estar preparando em dezembro de 2003. Refletindo acerca de seus muitos anúncios sobre ir embora e sobre ter opção, pergunto-me agora se ela teve a opção de ir embora ou ficar, e decidiu ficar. Ou será que ela estava falando em deixar uma fase do processo de morrer e passar para uma nova, em vez de finalmente partir desta vida? Se eu tivesse pensado nessas possibilidades antes, poderia ter me poupado de muita angústia. Estou aprendendo o tempo todo.

Com referência à purificação, devo dizer que o ato de sondar minha mente é profundamente purificador. Nem eu poderia encontrar uma palavra melhor para descrevê-lo. Será que ela está me preparando para uma prática espiritual mais profunda?

Eu: *Sim, você é uma purificadora. Você me purificou, e eu lhe agradeço por isso.*

Com o tempo, aprendi a me entregar ao olhar fixo silencioso de mamãe e agora consigo suportar que ela sonde minha mente, sem sentir qualquer necessidade de fuga. Aleluia!

Mamãe: *Posso simplesmente ir embora deslizando. Sem lágrimas. Emily é vivaz. Cuide para que ela seja sensata. Seja justa.*

Eu:	*Você sabe que vou cuidar de Emily, e é claro que vou ser justa.*
Mamãe:	*Quero tentar lembrar como é ser normal. Foi maravilhoso termos esses momentos juntas.*
	Você tem um rosto aberto.
Eu:	*Isso é porque você está me sondando e purificando, mamãe.*

Seu percurso de sondar e purificar foi realmente duro, mas valeu a pena. Sinto-me agora muito mais clara – isso me ajudou a seguir adiante.

Falo com mamãe sobre sua vida, como era quando ela vivia na nossa casa, as rotinas cotidianas, o gato e outras coisas, evidentemente focando no positivo.

Sexta-feira, 16 de setembro de 2005

Noite. Mamãe está sentada na sua poltrona e parece estar muito bem. Toco um CD dos concertos para piano de Mozart e faço suas unhas. É um momento realmente lindo. Não há perguntas inquisitivas – simplesmente um lembrete prático daquilo que é *normal*.

Mamãe:	*Agora estamos muito mais próximas, Margaret, não como antes.*
Eu:	*Sim, estamos, e isso é maravilhoso, mamãe. Eu também estou muito feliz.*

Mais lágrimas silenciosas!

Nesses momentos, ela ainda se lembra dos sentimentos e pode comparar o passado com o presente.

Sábado, 17 de setembro de 2005

Noite. Mamãe está acordada e parece pensativa.

Mamãe:	*Estou pensando em William. Como ele está?*
Eu:	*Ele está bem. Lutando.*
Mamãe:	*Quero mandar uma mensagem para Margaret. Margaret precisa tirar tempo para si mesma.*

Margaret precisa escutar. O que mamãe está dizendo é absolutamente certo. Papai precisa cada vez mais de apoio, e estou tentando dar conta disso segundo seus padrões elevados, muitas vezes a distância. Penso que ela esteja sentindo o estresse que isso me causa. É outro exemplo de sua sintonia comigo.

    Mamãe: *Estou viva!*

Seus olhos estavam fechados, e, ao abri-los, ela soa surpresa por ainda estar aqui. Talvez ela tenha deslizado para o Outro Mundo e voltado mais uma vez.

    Eu: *Preciso voltar para Londres, para trabalhar, mas você sabe que logo estarei de volta aqui com você.*
    Mamãe: *Você gosta de trabalhar?*
    Eu: *Sim, eu adoro o que estou fazendo.*
    Mamãe: *(Com afeição) Você não mudou.*

Além de atender clientes como terapeuta, dou cursos de formação em Londres que se estendem por um período de seis meses. Os alunos providenciam os preparativos, como reservar voos e hotéis, com uma antecedência de meses ou até mesmo anos. Ser capaz de honrar meus compromissos com eles deixa-me cada vez mais angustiada. Felizmente, até o momento, foi possível.

―――――

Quarta-feira, 12 de outubro de 2005

É fim de tarde, e eu acabo de chegar de trem de Londres.

Mamãe está no salão.

    Eu: *Olá, mamãe. Que bom rever você. Como vai?*
    Mamãe: *Bem.*

Noite. Mamãe está na cama no seu quarto.

    Mamãe: *Margaret conseguiu isso muito bem. Ela se virou muito bem.*
    Eu: *Sim, é verdade. Obrigada, mamãe! Você me ajudou, e eu ganhei tanto.*

Mamãe: *Estou melhor. Eu tive uma recuperação maravilhosa. É a habilidade das duas mulheres. Elas falam comigo. Eu sinto consolo. Estou viva.*

Que afirmação positiva de alguém que foi diagnosticada com mal de Alzheimer há cinco anos!

No início de nossa jornada, em 2003, mamãe contou-me que duas mulheres a estavam visitando e ajudando. Essas visitas não eram deste mundo, e parece que essa ajuda tem continuado. Maravilhoso!

Mais tarde, muito presente neste mundo:

Mamãe: *Eu não pertenço a lugar algum. Não quero permanecer estirada. (Ela está deitada estendida na cama e quase não consegue se mover). Isso não combina comigo.*

Isso indica que ela está experimentando dois estados diferentes de consciência: um de uma existência extracorpórea que é maravilhoso, e outro em seu corpo físico que não é tão "normal" como ela quer. Ou seja, pelo menos de vez em quando, ela tem algum alívio temporário das limitações físicas.

Mamãe: *Seus dentes são lindos. Margaret dança maravilhosamente. Você tem um rosto bem-proporcionado.*

Muitas vezes, mamãe fixa-se em meu rosto e particularmente em meus dentes, provavelmente porque estou falando. Estou tocando música e dançando pelo quarto, como costumo fazer para ela. Não tenho certeza de "dançar maravilhosamente", mas talvez ela esteja experimentando minha dança como se ela mesma estivesse dançando. Espero que seja isso.

Quinta-feira, 13 de outubro de 2005

Noite.

Mamãe: *Eu organizei tudo. Está quase completo. Estou pensando muito.*

Tenho treinado manter meu olhar nos olhos de mamãe quando ela olha firmemente para mim e não me fecho mais para isso. O que estou vendo agora é apenas um olhar ausente, mas ela ainda está aqui. Eu queria mais, mas talvez isso seja tudo. Talvez ela já não precise mais de uma identidade pessoal. Onde ela está?

Em dezembro de 2003, ela disse: "Estou deixando tudo pronto em uma posição para começar". Agora, quase dois anos depois, ela diz: "Está quase completo". Isso indica um conhecimento sobre o processo de estar morrendo e sobre onde ela se encontra nesse processo. Ela parece saber disso em todos os níveis: subconsciente, consciente e superconsciente.

Mamãe: *Tele-visão é maravilhosa. Posso fazer todas as minhas perguntas.*

Ela está olhando para longe. O que ela está vendo? Quais perguntas ela está fazendo em sua mente? Em várias ocasiões, ela já me falou de sua tele-visão interior, seu portal para o Outro Mundo, de programas que ela está acessando – ela não assiste TV! Agora, descreve o processo como interativo. Ela pode acessar qualquer informação do Outro Mundo, basta querer. Maravilhoso! Ter esse dom não faz sentido se você não souber o que perguntar – e ela sabe.

O aparelho de CD para e, de repente, sem qualquer intervenção, começa a tocar de novo. Interferências elétricas não são incomuns na presença de energia medianímica e, diante de tudo que está acontecendo, não seria uma surpresa se esse fosse o motivo.

Mamãe: *Minha memória desapareceu. Não me sobrou mais nenhuma célula no cérebro.*
Eu: *Não é verdade, mamãe. Se você não tivesse células no cérebro, não poderia dizer isso. Todos nós estamos perdendo células cerebrais, e isso acontece em medida crescente quando ficamos mais velhos. Você é ainda você, e eu a amo assim como você é.*
Mamãe: *Eu não quero ir embora.*

Oh, céus, tampouco eu quero que ela vá. Essa nossa jornada nos deixou tão próximas. Agora passo a maior parte do tempo abraçando-a em silêncio.

Mamãe: *Eu amo você, Margaret. Você foi minha primogênita.*
Eu: *Eu também amo você, mamãe.*

Sinto como a emoção está me preenchendo – mais lágrimas silenciosas.

Ela fala de papai e de suas quedas e luta.

Mamãe: *No fim, tudo vai dar certo.*

Sexta-feira, 14 de outubro de 2005

Tarde. Levo mamãe para passear de carro pelos nossos lugares prediletos. Mais uma vez, ao anoitecer, ela já esqueceu o que fizemos. Como observei antes, o sentido de tudo isso é estar no "agora", viver o momento.

Noite. Cantamos juntas canções que conhecemos e amamos, como *My love is like a red, red rose* (Meu amor é como uma rosa vermelha, vermelha), de Robert Burns.

Mamãe: *Não deixe passar muito tempo.*

Será que isso é uma mensagem para mim? Imagino que ela queira dizer: até a minha volta.

Sábado, 15 de outubro de 2005

Noite.

Mamãe: *Preciso de mais líquido.*

Mamãe deve ter ficado muito desidratada, pois ela tomou cinco copos de água de uma só vez. Cada vez que estou com ela, ofereço-lhe água e ajudo-a a beber, o que é um processo muito lento nestes dias.

Eu: *Em que você está pensando?*
Mamãe: *Nada. (Está com soluços) Quando tenho soluços percebo que ainda estou viva.*

Isso indica que ela está perdendo sua percepção sensorial corporal e que mais contato físico seria reconfortante.

Quarta-feira, 9 de novembro de 2005

Faz somente três semanas que vi mamãe pela última vez, mas desta vez há pouca comunicação deliberada com ela. O que aconteceu? Normalmente, quando chego, ela está muito ansiosa para falar, como se ela tivesse guardado coisas para me contar.

Eu:	*Olá, mamãe. Como vai?*
Mamãe:	*Mais ou menos.*
Eu:	*Em que você está pensando?*
Mamãe:	*Nada.*

Seu rosto está coberto.

Não estou usando base de maquiagem. Será que estou escondendo algo? Se for assim, não estou consciente disso. Ela está usando seus óculos de leitura, e olho para eles. Estão muito sujos, então não é de se admirar que tudo que ela está vendo esteja "coberto". Quem sabe há quanto tempo ela estava vendo o mundo desse jeito. Nem sempre as assistentes de enfermagem percebem quando seus óculos estão sujos, e já perdi a conta das vezes que eu tive de limpá-los.

Quinta-feira, 10 de novembro de 2005

Noite. Mamãe está na cama e parece estar muito bem.

Mamãe: *Não gosto de não ter nada para fazer. Isso não combina comigo.*

O fato de saber que ela não tem nada para fazer mostra que está consciente.

Mamãe: *Eu tive uma cirurgia.*

Dois anos atrás, ela me contou sobre cirurgias, dizendo que a ajudaram, e parece que essas intervenções de cura energética continuam.

Eu:	*É mesmo? Você teve uma infecção na bexiga, mas, felizmente, ela já passou.*
Mamãe:	*Você é uma menina maravilhosa. Você tem os valores certos. Não faça demais.*

Antes, ela havia mandado uma mensagem a Margaret, dizendo que deveria tirar mais tempo para si mesma. Margaret e eu precisamos prestar mais atenção para esse aspecto.

Cantarolamos juntas ao som de *Clair de Lune*. Ela está feliz.

Eu: *Sonhe que você está dançando, mamãe maravilhosa.*

Sexta-feira, 11 de novembro de 2005

Mamãe está na cama. Voltamos a ler *O profeta*, e seleciono o poema sobre o ensino. Mamãe o lê com entusiasmo e faz comentários. Ela está tão contente de conseguir fazer isso. Esses poemas são perfeitos para ela porque são breves, mas também porque têm um sentido profundo.

Vasculhei nossos livros em casa para achar algo que pudesse estimular sua memória de longa duração e encontrei um dos livros infantis favoritos: *Fairies of the Flowers and Trees* (Fadas das flores e das árvores), de Cicely Mary Barker. É um livro de poemas muito lindo, ricamente ilustrado. Levamos bastante tempo para contemplar as imagens e evocar nossas memórias. Quando Fiona era pequena, nós a chamávamos de Scilla Fairy, porque tinha os mesmos cabelos claros e olhos azuis. Mamãe e eu lemos esse poema juntas e lembramos de Fiona como aquela menina pequena, querida e inocente.

Mamãe: *Pequena Fiona.*

A pequena Fiona faleceu há seis anos. Que vida triste. No entanto, ela está agora em um lugar melhor e, felizmente, ajudando todos nós.

Novamente, cantarolamos juntas com *Clair de Lune*. É maravilhoso.

Sábado, 12 de novembro de 2005

Noite. Mamãe está sentada em uma poltrona, e estou fazendo suas unhas. As assistentes de enfermagem estão muito ocupadas, e isso é algo que pode passar batido, mas para nós é um passatempo muito bem-vindo. É bom fazermos juntas uma coisa corriqueira como esta.

A seguir, lemos outros poemas de *Fairies of the Flowers and Trees* e olhamos as ilustrações. Uma assistente de enfermagem traz chá, e nós o saboreamos juntas e trocamos um abraço carinhoso.

Mamãe: *Eu amo sua companhia.*

Eu: *Sim, é maravilhoso estarmos juntas. Quero lhe contar o que papai me disse. Ele disse que agora ele se deu conta de que você teve uma vida difícil, com muitas mortes na família, e que ele não lhe mostrou a compreensão que deveria ter mostrado na época. Ele está arrependido.*

Mamãe ouve isso, e posso ver que ela fica reconfortada. Faz parte da jornada que meus pais estão realizando enquanto se aproximam do fim de suas vidas e se esforçam para curar seu passado.

Natal, 2005

Estamos todos aqui para o Natal: Paul, Emily e eu, e há muitas atividades festivas.

Como de costume, encorajo Paul e Emily a visitarem sua avó sem mim. Este tempo de festas é tão agitado que não há momentos calmos para mamãe e eu ficarmos juntas de nossa maneira especial.

2006

Ano-Novo, 2006

Noite. Mamãe está na cama, ora acordada, ora cochilando.

Mamãe: *Você tem belas mãos. Estão quentes ao toque. O que deixa suas mãos tão quentes?*

Eu: *É a energia. Isso acontece quando sinto energia fluir.*

Mamãe: *Que lindo.*

Ela está sentindo a conexão de energia entre nós.

Mamãe: *Vejo a energia saindo de seu rosto. É raro que eu veja isso.*

Ela está vendo minha aura e muito provavelmente a energia que vem do meu chacra da testa (o centro energético entre as sobrancelhas). Esta é mais uma habilidade nova que ela adquiriu. Ela levanta a mão e toca minha sobrancelha esquerda.

Eu: *O que você está fazendo?*
Mamãe: *Estou arrumando-a.*
Eu: *Obrigada.*

É um gesto incomum, pois, salvo mover sua cabeça de um lado para o outro, ela não se move muito, atualmente. Talvez minha energia tenha precisado de uma pequena arrumação.

Mamãe: *Você tem cor em seu rosto. Você passou rouge na face?*
Eu: *Não.*
Mamãe: *Você parece saudável.*
Eu: *Que bom. Às vezes me preocupo com minha saúde.*
Mamãe: *Não precisa. Vejo muitas imagens.*
Eu: *Que tipo de imagens?*

Ela não responde.

Mamãe: *Você é linda.*
Eu: *Obrigada, mamãe, você também. Amanhã preciso ir embora, mamãe. Realmente sinto ter de deixar você.*

Cada vez que estou nessa situação de deixar mamãe, pergunto-me o que estou fazendo. No entanto, passar tempo ali em Londres significa que posso dar a mamãe minha atenção integral quando estou aqui, algo que não poderia fazer se estivesse aqui constantemente. Preciso de descanso para poder voltar refeita e envolver-me com o foco intenso que nos permite entrar profundamente no nosso espaço sagrado.

Mamãe: *Ai, que pena. Quando você voltará?*
Eu: *Em algumas semanas.*

De novo, lágrimas estão brotando nos meus olhos.

Segunda-feira, 2 de janeiro de 2006

Eu: *Estou pegando o trem agora, mamãe, mas você sabe que voltarei logo.*

Voltando de trem para Londres, cada vez que penso em mamãe fico muito emocionada, e as lágrimas começam a escorrer pelo meu rosto. É realmente duro para mim.

Mais uma vez, estou de volta na Escócia e pensando quanto sou afortunada por poder experimentar o contraste entre a metrópole agitada e este lugarejo muito agradável à beira-mar. Caminhar muitos quilômetros na praia sem ninguém por perto é como uma meditação. É para lá que vou para fazer as *grandes* perguntas e deixar as respostas surgirem. Olhar para longe, para o horizonte distante e respirar o ar puro do mar alimenta minha alma. Sinto-me completamente à vontade comigo mesma.

Quarta-feira, 1º de fevereiro de 2006

Faz alguns dias que voltei e estive visitando mamãe. É de noite, e ela está no seu quarto.

Eu: *Olá, mamãe. Que bom rever você. Como você se sente?*
Mamãe: *Razoavelmente.*

Ao lhe dar um beijo, percebo que seu pescoço está muito quente, e comento a respeito.

Mamãe: *Está entupido, cheio.*

Parece-me que suas glândulas estão inchadas e que ela está com febre. Aviso a enfermeira.

Quinta-feira, 2 de fevereiro de 2006

Mamãe parece estar um pouco melhor hoje. Ela está no seu quarto e parece pensativa.

Mamãe:	*Tenho muitos pensamentos.*
Eu:	*Que pensamentos? Fale-me.*
Mamãe:	*Não posso, meu cérebro não funciona.*
Eu:	*Isso preocupa você?*
Mamãe:	*Não, de jeito algum. Não tenho nenhuma preocupação.*
Eu:	*Que bom.*

Ela está me dizendo que seus pensamentos não estão vindo de seu cérebro, mas precisam ser processados por seu cérebro para que ela possa falar e me dizer algo sobre eles.

Sexta-feira, 3 de fevereiro de 2006

Noite. Mamãe está na cama, e estamos cantando juntas canções de Robert Burns.

Mamãe:	*Ele deve ter amado muito profundamente.*

Estamos sentadas em silêncio, olhando uma para a outra. Parece que ela está tentando dizer algo.

Eu:	*Você quer me dizer alguma coisa?*
Mamãe:	*Não sei o que é.*
Eu:	*O que você está vendo?*

Pergunto-me se um incentivo visual poderia ajudar.

Mamãe:	*William. Não me lembro de nada.*

Quando ela disse: "Ele deve ter amado muito profundamente", estava pensando em papai. Pergunto-me se ela estava pensando em seu casamento.

Eu:	*Mamãe, você se lembra de mim quando eu era pequena?*

Pergunto isso porque ela disse: "Não me lembro de nada", mas sei que ela pode acessar com maior facilidade sua memória de longa duração.

Mamãe:	*Sim, Margaret.*
Eu:	*Então você consegue se lembrar.*

Mamãe:	*Sim.*
Eu:	*Você está bem.*
Mamãe:	*Estou mesmo?*

Ela parece contente. Como ela teve um lapso de memória, eu quis ativar sua memória para consolá-la e fortalecer sua confiança – e parece que funcionou.

Sábado, 4 de fevereiro de 2006

Manhã. Mamãe está no seu quarto, e estou sentada em silêncio ao seu lado, segurando sua mão.

Eu:	*Em que você está pensando, mamãe?*
Mamãe:	*Não estou pensando.*
Eu:	*Como está se sentindo?*
Mamãe:	*Estou me sentindo um pouco perdida, Margaret.*

Olhamos antigas fotos da família e relembramos. Isso a ajuda a se sentir de novo conectada com sua vida e um pouco menos perdida.

Sábado, 25 de fevereiro de 2006

Manhã. Faz algumas semanas que não vejo mamãe.

Eu:	*Olá, mamãe. Que bom rever você. Como vai? Como está se sentindo?*
Mamãe:	*Regular.*

Mamãe parece estar muito bem, mas não consegue se comunicar muito por palavras. Estamos no salão com outras pessoas. A coordenadora de atividades está ministrando uma sessão de terapia de música e movimento, e residentes participam de acordo com seus vários graus de capacidade. Depois, converso com alguns dos residentes sobre assuntos cotidianos.

Ao longo dos anos, graças às minhas frequentes visitas, tenho me tornado parte da comunidade da casa de repouso, e também ela se tornou uma parte importante de minha vida. Conheço os residentes pelo nome e relaciono-me com eles cada vez que os encontro. Também cheguei a conhecer membros da equipe, e conversamos sobre a vida e sobre assuntos de família e saúde. Outros visitantes regulares que, assim como eu, têm parentes morando aqui, param e conversam. Há uma sensação geral de mútuo respeito e boa vontade.

Tenho a maior admiração pela equipe, e seus integrantes estão genuinamente interessados naquilo que faço e em meu trabalho de saúde holística. O proprietário até mesmo já me convidou a ministrar oficinas para a equipe, e foi um sucesso tão grande que eu o fiz várias vezes. Ensinei-lhes como cuidar melhor de si mesmos, física e emocionalmente, ao executar um trabalho tão exigente, e mostrei como podiam aplicar essa aprendizagem também aos residentes. A imagem pouco espetacular de uma casa de repouso muitas vezes oculta a satisfação de fazer parte da comunidade amorosa e cuidadora que trabalha e vive nela.

Eu: *Em que você está pensando?*
Mamãe: *Não sei.*
Eu: *O que você está sentindo?*
Mamãe: *Não sei.*
Eu: *Você está feliz?*
Mamãe: *Sim.*
Eu: *Você está triste?*
Mamãe: *Não.*
Eu: *Que bom.*
Mamãe: *É impressionante, Margaret. Somos como gêmeas.*

Isso é uma confirmação bem-vinda de que ela se sente incluída até mesmo quando minha atenção se volta para outros residentes. Eu lhe fiz perguntas sobre alegria e tristeza para verificar se ela não estava simplesmente dizendo "sim" a tudo. Parece que, com essas perguntas, sua mente voltou mais uma vez à ativa.

Dois anos atrás, mamãe disse que tínhamos pensamentos paralelos, e agora ela diz que somos como gêmeas. Isso mostra a proximidade e a semelhança que ela está sentindo entre nós. Ser como gêmeas significa que nossas almas estão conectadas no nível espiritual.

Segunda-feira, 27 de fevereiro de 2006

Noite. Mamãe está na cama, e eu a acaricio.

Mamãe: *Isso faz bem!*

Lemos outros poemas e olhamos as ilustrações de *Fairies of the Flowers and Trees*. Mamãe consegue ler perfeitamente, e se sente muito satisfeita.

Mamãe: *Margaret descobriu algo maravilhoso.*

Isso é verdade. Eu sei que ela pode ler com sentido e prazer, apesar de não conseguir lembrar-se daquilo que acabou de pensar há apenas um instante.

Quarta-feira, 29 de março de 2006

Faz alguns dias que cheguei, e tenho visitado mamãe regularmente.

Eu: *Olá, mamãe. Como vai?*
Mamãe: *Bem.*

Percebo que a fala de mamãe está um pouco menos clara, porque os músculos de sua boca não estão trabalhando muito bem, e há saliva escorrendo pelo canto direito. Pergunto-me se ela teve um pequeno AVC e aviso a enfermeira.

Mamãe: *Você parece estar bem, Margaret.*
Eu: *Obrigada. Você está feliz, mamãe?*
Mamãe: *Sim.*
Eu: *Você está triste?*
Mamãe: *Não.*
Eu: *Você sente alguma dor?*
Mamãe: *Não.*
Eu: *Que bom.*

Agora, ela está abrindo as conversas com menos frequência, mas pode responder com sim ou não. Como antes, uso essas perguntas básicas para verificar se ela não tem algum problema. São também uma maneira de ativar seu cérebro e abrir a possibilidade de uma conversa.

Continuo a gravar nossas conversas neste estágio final de Alzheimer, não porque estejam repletas de revelações como antes, mas porque são um registro importante do processo da doença.

Eu:	*Em que você está pensando?*
Mamãe:	*Como encontrar uma saída.*
Eu:	*Você gostaria de uma saída agora?*
Mamãe:	*Não.*
Eu:	*Você gostaria de dar uma volta?*

Sei o que ela quer dizer, mas quero criar um caminho para sair, ainda que seja um neste mundo.

Mamãe:	*Sim.*
Eu:	*Hoje à tarde podemos sair de carro.*
Mamãe:	*Você é uma menina maravilhosa. Não fique triste.*

Estou chateada. É difícil vê-la lutando, buscando um caminho para fora desta vida e, ao mesmo tempo, querendo estar aqui comigo.

Tarde. Saímos de carro para nossos lugares familiares. O vento sopra, e as nuvens estão baixas e pesadas de chuva. O mar está cinzento e agitado, e gaivotas precipitam-se e mergulham. Quase não se vê a ilha de Arran. Depois vamos terra adentro, para o abrigo na floresta onde crianças estão brincando.

Sentadas no carro, conto a mamãe sobre meu filho Paul, que agora está em Nova York, trabalhando como arquiteto no Memorial e Museu Nacional do 11 de Setembro, no local do World Trade Center.

Mamãe:	*Ele precisa ter cuidado.*

Fico angustiada por ele estar ali, e ela acaba de confirmar meu medo. Não posso fazer nada para aliviar minha preocupação. Meu filho, meu único filho, precisa levar sua própria vida e fazer suas próprias opções. Confio que sua intuição e sua sabedoria interior o guiarão.

Noite. Mamãe está na cama e parece muito bem.

Mamãe:	*É um prazer ver você, Margaret.*

Eu: *É um prazer ver você, mamãe.*

Estou segurando a mão de mamãe e pensando no cartão para o Dia das Mães que lhe mandei. Onde está? Deveria estar sobre sua cômoda, mas não o vejo. Oh céus, parece que ela não o recebeu. Fico triste, porque o fiz para ela, para que soubesse que eu me lembrava dela no Dia das Mães, mesmo que não pudesse estar com ela. Infelizmente, essas coisas acontecem em casas de repouso. Foi uma colagem em papel, de doze rosas vermelhas, todas recortadas e coladas meticulosamente em um cartão.

Mamãe: *As rosas perdidas.*

Maravilhoso! Ela não só captou a imagem, mas também o fato de que o cartão se perdeu. Somos realmente como gêmeas. É uma comunicação telepática e o quinto exemplo de sua sintonia e sua percepção extrassensorial excepcional. Eu conto a ela sobre o cartão que ela deveria ter recebido e conversamos sobre nossa conexão muito especial e seu dom telepático.

Quando estou saindo, ela acena alegremente, sem qualquer incentivo. Foi uma hora maravilhosa juntas. Deixo-a com o CD de *Clair de Lune* tocando em modo de repetição.

Quinta-feira, 30 de março de 2006

Manhã. Visito mamãe brevemente e dou-lhe um beijo.

Mamãe: *Ganhei o dia, Margaret.*

Noite. Mamãe está na cama.

Mamãe: *Estou feliz comigo.*
Eu: *Que bom. Você parece feliz.*

Quando a visito agora, não se trata necessariamente de ter longas conversas, mas, sim, de estabelecer um contato frequente. Estou percebendo, à diferença de antigamente, que sou agora uma contadora de histórias. Diante de sua sabedoria, parece adequado, nesta altura de sua vida, falar de temas filosóficos e espirituais. Ela gosta de ouvir o que digo e internaliza tudo.

Eu leio a ela um de meus livrinhos prediletos, *The Aloha Spirit* (O espírito de Aloha), de Serge Kahili King. Ele resume os princípios da Huna, a antiga filosofia polinésia, por exemplo: "O mundo é o que você pensa que é" e "A energia flui por onde a atenção passa". Mamãe entende imediatamente e gosta disso. Esses ensinamentos têm influenciado meu pensamento e meu trabalho há muitos anos.

Deitada ao seu lado, abraço-a e digo-lhe que sou sua filha e que, bem no início de minha vida, metade dos meus genes vieram dela. Ficamos ambas maravilhadas. Muitas bênçãos de *Aloha*.

Sexta-feira, 31 de março de 2006

É de manhã, e mamãe parece bem.

Mamãe: *Você não deve se preocupar com essa mudança na casa. Você não deve se preocupar, Margaret.*

Medianímica de novo! É a sexta vez que ela se sintoniza comigo em um nível extrassensorial. Atualmente, estou com grandes obras no meu apartamento em Londres e me sinto bastante sobrecarregada ao tentar resolver a situação enquanto estou na Escócia.

Mamãe: *Estou tomando seu tempo.*

Bem observado, mamãe. Embora eu esteja com ela em carne e osso, estou preocupada pensando no meu projeto de construção, de modo que não estou inteiramente presente. Ela sente isso imediatamente.

Tarde. Estamos no salão dos residentes, tomando chá e comendo bolo caseiro. Pergunto se ela quer sair, mas ela diz que não.

Noite.

Mamãe: *Você tem um rosto bonito. Tenho muitos pensamentos.*

No entanto, ela não consegue me dizer quais são.

Quarta-feira, 26 de abril de 2006

Faz algumas semanas que não vejo mamãe. Ela está no seu quarto.

Eu:	*Olá, mamãe. Que bom rever você. Como vai?*
Mamãe:	*Estou bem.*
Eu:	*Em que você está pensando?*
Mamãe:	*Muita coisa.*
Eu:	*Fale-me.*
Mamãe:	*Sobre a vida.*
Eu:	*O que sobre a vida?*
Mamãe:	*Sobre ir embora. Estou feliz aqui.*
Eu:	*Se você está feliz aqui, estará feliz em qualquer lugar, aqui e no Outro Mundo. Tem alguma coisa que você quer de mim?*
Mamãe:	*Sua companhia.*
Eu:	*Você a terá, minha querida mamãe. Vou ficar aqui agora, por algum tempo.*

Muito direto e imediato! Estou tão contente por estar com ela agora.

É interessante que haja momentos em que mamãe consiga verbalizar seus pensamentos, assim como ela está fazendo hoje, e outros momentos em que é difícil para ela. Isso aponta para desarranjos intermitentes do funcionamento de partes de seu cérebro.

Quinta-feira, 27 de abril de 2006

Mamãe e eu almoçamos juntas na casa de repouso. É bom fazer isso de vez em quando, pois faz a vida parecer mais normal.

Mamãe:	*É bom ter sua companhia, Margaret.*

Tarde. Fazemos um passeio de carro.

Noite.

Mamãe:	*Você tem um rosto bonito, Margaret.*
Eu:	*Você também, mamãe.*

Mamãe:	*Não consigo me lembrar do que estou pensando.*
	Quarenta e oito horas, isso será suficiente para mim. Não consigo lembrar.
Eu:	*Isso não é importante. Somente existe o momento presente. Lembrar é passado.*

Cantamos juntas, e eu danço com a música.

Sexta-feira, 28 de abril de 2006

Manhã. Mamãe está no seu quarto, e estou fazendo suas unhas e massageando suas mãos.

Noite.

Mamãe:	*Tudo está feito. Suas bochechas se encheram.*

Será que ela me contou tudo? Bem no início de nossa jornada, logo em 2003, ela disse que iria "encher ambas as bochechas". Ela se lembrou e cumpriu sua promessa – minhas bochechas foram "enchidas". Agora tenho realmente muitas coisas acalentadoras para dizer. E isso é um *eufemismo*!

Eu lhe conto novidades de papai, Emily e Paul.

Mamãe:	*Como está Fiona?*
Eu:	*Eu sei que você sabe, mamãe, que Fiona faleceu há alguns anos. Mas ela está conosco no Outro Mundo.*
Mamãe:	*Claro, eu sei.*

Ela não esqueceu Fiona. Que bom. Estou dando-lhe muitos abraços em silêncio, sem pensar e sem falar.

Mamãe:	*Isso foi maravilhoso. Isso foi simplesmente maravilhoso. Você ergueu os livros.*

Um ano atrás, ela falou de oito livros. Talvez o abraço carinhoso que ela acaba de receber, sem pensar ou fazer nada, lhe deu um descanso de seus estudos, levantou um peso que estava sobre ela. Percebo que essa maneira de estar com ela pode agora ser mais adequada do que embarcar em conversas profundas, como fizemos no passado.

Sábado, 29 de abril de 2006

Tarde. Levo mamãe à nossa casa, para o chá. Ela tem dificuldades de dar conta da situação. Mais tarde, diz:

Mamãe:	*Sinto muito que você esteja indo embora.*
Eu:	*Você precisa de alguma coisa?*
Mamãe:	*De mim.*

Coloco meu braço em torno dela, e falamos sobre os bons tempos que tivemos juntas.

Será que ela está dizendo que precisa encontrar a si mesma ou será que ela precisa de mim? Seja como for, ver seus olhos suplicantes é desolador. Pergunto-me se estou fazendo a coisa certa, indo e vindo. Será que eu deveria estar aqui o tempo todo? Poderia dar conta da situação de mamãe, mas não conseguiria acompanhar também papai se ele dependesse inteiramente de mim. Seus níveis de necessidade são um poço sem fundo. Uma vez ficando aqui permanentemente, eu não poderia ir embora, e isso poderia continuar por anos. Já agora, quando volto de alguma saída para resolver assuntos diversos, encontro papai sentado na janela e esperando angustiadamente por mim, imaginando que algo terrível pudesse ter me acontecido.

Eu não poderia testemunhar sua aflição e não reagir adequadamente. Se eu fizesse parte de uma grande família ampliada que pudesse partilhar os cuidados, estaria muito feliz em ficar. Sozinha, porém, com o tempo, a rotina seria esmagadora, e seria difícil preservar uma atitude positiva. Este é o preço que estamos pagando no nosso mundo moderno, por ter famílias pequenas e tanta mobilidade. O que devo fazer?

Sexta-feira, 5 de maio de 2006

Manhã.

Eu:	*Como vai?*
Mamãe:	*Estou bem.*
Eu:	*Em que você está pensando?*
Mamãe:	*Nada.*
Eu:	*Está tudo bem?*
Mamãe:	*Sim.*

Eu:	*O que você está sentindo?*
Mamãe:	*Nada.*
Eu:	*Você está com dor?*
Mamãe:	*Não.*
Eu:	*Que bom.*

Noite. Mamãe está na cama. Deito ao seu lado e a abraço. Não falamos muito, mas ela fica olhando para mim.

Sábado, 6 de maio de 2006

Manhã. Dou um pulo lá para uma breve visita. Agora, o mais importante é fazer uma conexão, até mesmo se for apenas para dizer olá.

Tarde. Damos um passeio de cadeira de rodas até o mar e depois vamos ao jardim de nossa casa para tomar chá. É uma saída maravilhosa.

Noite.

Mamãe:	*Margaret está mais paciente.*

Não me sentia impaciente, mas pode ser que, ao longo dos anos, Margaret tenha se tornado mais paciente.

Domingo, 7 de maio de 2006

Manhã. Faço uma visita rápida a mamãe.

Noite. Mamãe ainda está no salão. Ela parece estar muito bem e relaxada, e dá a impressão de estar muito feliz e contente. Quando chego, ela diz, sem incentivo:

Mamãe:	*Olá, Margaret!*

Estou segurando sua mão.

Mamãe:	*É tão maravilhoso segurar sua mão.*

———

Domingo, 21 de maio de 2006

Manhã. Acabo de chegar depois de algumas semanas em Londres.

Eu: *Olá, mamãe. Que bom ver você. Como vai?*
Mamãe: *Regular.*

Tarde.

Mamãe: *Estou pensando em ir embora.*

Ela disse isso várias vezes antes, e sei o que ela quer dizer, mas quero verificar todas as possibilidades.

Eu: *Aonde você gostaria de ir, para casa (ao lado), para um passeio?*
Mamãe: *Não, acho que não. Não tem pressa.*
Eu: *Tudo a seu tempo.*

Percebo que não preciso mais fazer essas perguntas simples. Nós duas sabemos do que ela está falando. Ela irá embora no seu próprio tempo.

Estamos conversando sobre vários assuntos quando ela diz:

Mamãe: *Meu mini (seu carro).*

No dia anterior, em Londres, um amigo perguntou aonde eu estava indo, e eu lhe mostrei, no *zoom* de uma foto aérea no meu computador, a casa de meus pais. Para minha surpresa, na entrada da casa estava estacionado o antigo mini de mamãe. Vendemos seu carro alguns anos atrás, quando ela não tinha mais condições de dirigir. Ou seja, a foto está claramente ultrapassada. Estou registrando esses episódios medianímicos – esse é o sétimo.

Noite.

Mamãe: *Margaret ajeita tudo.*
Eu: *Isso é bom?*
Mamãe: *Sim.*
                Margaret foi embora.

De fato, eu tinha ido embora, estava pensando em outras coisas. Percebo que nosso espaço é sagrado por causa dos sentimentos de amor que temos uma pela outra e a maneira como cada uma de nós está inteiramente presente quando estamos juntas nesse espaço.

Mamãe: *Você tem belos olhos. Vejo amor em seus olhos.*
Eu: *Sim, eu amo você, mamãe.*

Será que ela captou meu pensamento sobre o amor, agora que minha atenção está de novo com ela, depois de eu perceber que ela tinha "ido embora" temporariamente?

Segunda-feira, 22 de maio de 2006

Manhã.

Mamãe: *(Observando-me, como ela costuma fazer) Você é bem-proporcionada.*
Eu: *Obrigada, mamãe.*

Noite.

Mamãe: *Ele não sabe.*
Eu: *Quem não sabe? E o que ele não sabe?*

Ela não responde.

Imagino que, ao dizer "ele", ela esteja falando de papai. Contudo, ele ainda está neste mundo, então ela normalmente teria respondido uma pergunta sobre ele. Será que ele está aqui ou, agora, também no Outro Mundo?

Mamãe: *Temos um arranjo perfeito, Margaret.*
Eu: *Sim, mamãe, é verdade. É maravilhoso.*
Mamãe: *Eu amo seus olhos.*
Eu: *Eu amo você, tudo em você.*

Outros abraços carinhosos.

Quarta-feira, 24 de maio de 2006

Noite. Mamãe está descansando na sua cama, e eu a abraço sem falar muito. Mesmo assim, ela está olhando para mim com atenção.

Mamãe: *Estou muito cansada.*

Estou segurando sua mão e me conecto com a luz. Ela está me ensinando a estar presente. Sua mão está muito leve e frágil, como se quase não tivesse mais substância. Lágrimas silenciosas.

Quinta-feira, 25 de maio de 2006

Manhã. Faço uma visita breve, só para dizer olá, e lhe dou um beijo.

Tarde. Levo papai para visitá-la e deixo-os sozinhos no quarto de mamãe. Quero lhes dar tempo juntos e a oportunidade de aprofundar a conexão que está crescendo entre eles no fim de suas vidas.

Noite.

Eu: *Você sabe que você ainda está me ensinando? O que acha que está me ensinando?*

Quero que ela saiba que ela, embora não possa conversar muito, ainda tem um grande valor.

Mamãe: *Fé?*
Eu: *Sim, mamãe, você me ensinou a ter fé.*
Mamãe: *Você tem olhos tão belos. Tivemos momentos tão preciosos.*

Paro, respiro fundo e sinto isso profundamente em meu coração e em minha alma.

Eu: *Sim, é verdade, e estou muito grata por isso. Você está inteiramente presente. Sua memória não está boa, mas você sabe tudo no momento presente. Papai diz que você está muito calma e é um exemplo para todos nós.*

Mamãe sorri suavemente. Essa afirmação de seu marido é muito importante para ela.

Sexta-feira, 26 de maio de 2006

Anoitece, e mamãe ainda está no salão quando chego – ela é a última residente a ir para a cama. Ela diz que é "elástica". Penso que ela quis dizer "flexível", mas não conseguiu lembrar-se da palavra e usou em seu lugar a palavra "elástica", estreitamente associada.

Eu: *Eu sei que sua memória não está muito boa, mas me parece que você ainda pensa muito. É verdade?*
Mamãe: *Sim.*

Sábado, 27 de maio de 2006

Levo mamãe de carro a nosso lugar predileto, de onde contemplamos o mar. Isso é muito familiar, e aproveitamos simplesmente o fato de ficarmos sentadas em silêncio enquanto apreciamos a vista e respiramos o ar fresco.

Quarta-feira, 21 de junho de 2006

Manhã. Estou de volta, pois amanhã é o aniversário de mamãe.

Eu: *Olá, mamãe. Que bom ver você. Como vai? Como está se sentindo?*
Mamãe: *Bem.*
Você está correndo.

Ela tem razão. Acabo de chegar de Londres e estive e ainda estou correndo. Preciso ser lembrada disso. Na realidade, tanto Margaret quanto eu precisamos lhe dar mais atenção.

Noite. Estamos no salão. Há muito barulho vindo do televisor e de pessoas tomando chá e conversando. Estou conversando com as pessoas, e mamãe está gostando de fazer parte de tudo isso.

Mamãe: *Isso é bom.*

Estou contente de que ela consiga ser parte de uma reunião social e não se sinta excluída porque não pode falar muito.

Quinta-feira, 22 de junho de 2006

Hoje, mamãe completa 91 anos. Mais um ano, mais um aniversário, e mamãe ainda está aqui.

Eu: *Como é ter 91 anos?*
Mamãe: *Prefiro não pensar nisso.*

Que pergunta mais chata que fiz! Claramente ainda não estou sintonizada.

Eu: *Como vai? Como está se sentindo?*
Mamãe: *Bem.*
Eu: *Em que você está pensando?*
Mamãe: *Não sei.*

Tarde. Levo mamãe a nossa casa, para um chá de aniversário no gramado. Mamãe, papai, Emily, um amigo e eu comemoramos o dia especial de mamãe com ela.

Noite. Estamos no salão.

Eu: *Em que você está pensando, mamãe?*
Mamãe: *No futuro.*
Eu: *O que sobre o futuro?*

Ela não responde.

Estou tentando não pensar nisso, mas é difícil imaginar que ela possa seguir adiante por mais um ano e completar mais um aniversário. Ela pode estar com o mesmo pensamento.

Sexta-feira, 7 de julho de 2006

Tenho pouco tempo com mamãe, porque papai está caindo em uma crise atrás da outra. Em algumas semanas, ele fará 95 anos, e, contra todas as previsões, está tentando ser independente e permanecer em sua própria casa. Sua mobilidade está muito debilitada, e, frequentemente, ele sofre uma queda, mas sua mente está tão aguçada como sempre. O atual arranjo de seus cuidados está inadequado.

O que devo fazer?

———

Terça-feira, 1º de agosto de 2006

Hoje, papai faz 95 anos. Ele está muito animado, e organizamos um chá de aniversário com a família, inclusive meu primo (sobrinho de papai) e alguns amigos. É um alívio estar na Escócia por algumas semanas. Durante esse tempo, vejo mamãe muitas vezes, mas não há nada de especial a relatar.

Domingo, 20 de agosto de 2006

Estou ainda lidando com a situação crítica de papai, que está se agravando, e, em consequência disso, não tenho passado muito tempo com mamãe. Explico-lhe a situação, e ela entende.

Ela se sintoniza comigo no nível físico:

Mamãe: *Margaret tem tendões fracos.*

Meus tornozelos estão fracos, e a causa disso podem ser tendões fracos.

Mamãe: *(Enfaticamente) Opção.*

Mamãe já usou esta palavra antes, mas parece que possui uma importância particular para ela justamente agora. Pergunto-me sobre o contexto em que ela a está usando. O que ela sabe? Opção de quê?

Sábado, 26 de agosto de 2006

Hoje há um novo fato com sérias consequências. Papai sofreu uma queda de mau jeito e fraturou seu cotovelo. Felizmente, estou aqui. Ele passa por uma cirurgia de emergência, e seu braço está engessado. Antes mesmo desse evento, sua mobilidade estava muito reduzida e, agora, ele não pode fazer nada sozinho e vai precisar de cuidados vinte e quatro horas por dia.

Considero todas as opções e decido que a melhor opção para ele, neste momento, é ficar em uma residência que ofereça cuidados de enfermagem. Todas as casas de repouso na região estão lotadas, inclusive a que fica ao lado de nossa casa. Para que ele possa ficar na vizinhança há somente uma única opção – mamãe deve mudar de seu quarto individual para um quarto compartilhado no andar de cima onde, por acaso, há uma cama livre. Isso deixaria o quarto de mamãe livre para papai. Já que o relacionamento dos dois pode ser ocasionalmente tenso, colocá-los no mesmo quarto não é uma opção. Explico a situação a mamãe e pergunto se ela estaria disposta a mudar. A escolha é dela, não minha. Ela concorda, e fazemos a mudança.

Sei que esse arranjo será provavelmente permanente, pois não há nenhuma possibilidade de que papai volte a viver em sua própria casa. Sinto uma tristeza enorme por ele. Esse é outro evento marcante. Estou também muito triste por mamãe e por mim, porque perdemos nosso espaço sagrado privado no qual tivemos tanta liberdade de expressão desimpedida e condições para explorar os mistérios deste e do Outro Mundo. Seu uso da palavra "opção" há poucos dias foi de fato clarividente. Eu disse que uma cama estava livre "por acaso", mas Jung acreditou, e compartilho essa visão, que o acaso não existe – foi sincronicidade.

Quinta-feira, 31 de agosto de 2006

Mamãe: *Você é maravilhosa, Margaret.*

Este tempo é muito estressante e difícil para mim, em termos emocionais e práticos. Sei que mamãe entende isso. Ela não poderia ter dito nada mais simpático.

Mamãe: *Você pode lembrar as coisas como elas eram.*

É verdade, absolutamente. Como ela faz isso? Constantemente, ela encontra exatamente as palavras certas para descrever algo. Estou soluçando em silêncio.

Sexta-feira, 1º de setembro de 2006

Saio com mamãe de carro, pois, desde que ela mudou para o quarto compartilhado, não tivemos nenhum tempo sozinhas, só ela e eu.

Eu: *Eu sinto muito que não tenhamos passado muito tempo juntas.*

De novo, explico-lhe o problema do acidente de papai e a nova situação em casa, da qual ela não se lembra.

Mamãe: *Esse tempo já passou.*

Novamente, que afirmação exata e sábia! Ela está me dizendo que devo estar presente.

Segunda-feira, 11 de setembro de 2006

Mamãe: *Eu quero algo diferente, Margaret.*
Eu: *O que você quer que seja diferente, mamãe?*

Tenho certeza do que ela quer dizer, mas ainda quero verificar todas as possibilidades e não fazer nenhuma suposição, já que, recentemente, ela passou por uma grande mudança em sua vida.

Mamãe: *Eu não sei.*
Eu: *Você quer voltar para sua antiga casa?*
Mamãe: *Não.*
Eu: *Você quer voltar para seu antigo quarto?*
Mamãe: *Não.*
Eu: *Você quer estar livre?*
Mamãe: *(Enfaticamente) Sim!*

Imagino que ela queira ver-se livre das limitações de seu corpo físico. "Livre" foi a palavra que ela usou em relação a seus sonhos, bem no início de nossa jornada, e liberdade foi um tema constante e importante para ela. Isso não é surpreendente, pois ela se descreveu como alguém de "pés atados". Posso ajudá-la a encontrar liberdade por meio de visualizações e talvez também por conversas.

Mamãe:	*Estou tentando encontrar palavras. Você está dormindo.*
Eu:	*Eu estou dormindo ou eu preciso dormir?*
Mamãe:	*Você precisa dormir.*

Ela tem razão, absolutamente. Depois de tudo que aconteceu, estou esgotada.

Terça-feira, 12 de setembro de 2006

Mamãe está lutando, e papai também. A última coisa que ele queria para si era acabar em uma casa de repouso com toda essa "gente velha". E, agora, ele está aqui e é o único residente que não sofre de demência, um prisioneiro em um lar de pessoas velhas, cheio de senhoras idosas em vários estágios de degeneração, e sujeito às muitas rotinas e restrições da instituição.

Estou considerando a possibilidade de providenciar cuidados 24 horas por dia para ele na nossa casa, mas isso demandaria dois cuidadores de plantão, em cada um dos três turnos de oito horas. E seria muito difícil se ele não gostasse de uma dessas pessoas – em alguns momentos no passado, ele se recusou a deixar certos cuidadores passarem pela soleira da porta! Sei também por experiência que essas articulações nem sempre funcionam como previsto. Cuidadores podem não vir porque estão doentes ou o ônibus não chegou ou por algum outro motivo justificado, e nem sempre é possível encontrar uma pessoa substituta. Se eu estivesse sempre aqui, esse arranjo poderia funcionar, mais ou menos, mas não posso estar de plantão o tempo todo. Também a planta da casa não condiz com suas necessidades atuais, e seria muito difícil reformá-la adequadamente.

Mamãe:	*Que derrocada.*

Correto, mas ainda assim, ela encontrou novamente as palavras perfeitas para descrever a situação. Estou notando que a percepção de mamãe está ficando cada vez mais clara. Preciso lembrar a mim mesma que ela foi oficialmente diagnosticada com mal de Alzheimer em 2000, seis anos atrás.

Eu:	*Eu sei que você vê as coisas como elas realmente são.*
Mamãe:	*Sim.*
Eu:	*Você nem sempre consegue encontrar as palavras, mas você ainda percebe a verdade. Você percebe tudo como realmente é.*
Mamãe:	*(Enfaticamente) Sim.*

Eu diria que, tendo encarado seus demônios do passado, encontrado redenção e perdão, bem como a capacidade de amar todos, mamãe cumpriu todas as condições principais para a jornada espiritual da vida.

VOLTANDO PARA CASA

"Você está na presença de reis e rainhas."

Pat

Quarta-feira, 4 de outubro de 2006

Acabo de chegar de Londres e encontro mamãe no seu quarto, sentada em uma poltrona perto da janela, com uma colcha colorida, que ela tricotou para mim muitos anos atrás, sobre as pernas desesperadamente finas.

Eu:	*Olá, mamãe, é maravilhoso rever você. Como vai? Como está se sentindo?*
Mamãe:	*Bem. Acho que nos saímos muito bem.*
Eu:	*Sim, você tem razão, realmente.*
Mamãe:	*Estou contando os meses.*

Ela está muito lúcida e clara, e o que está me dizendo possui um caráter definitivo – bem diferente de seus comentários anteriores sobre estar morrendo. Meu coração desmorona. Ao longo de nossa jornada, ela tem demonstrado que está ciente do processo de morrer. Por isso acredito que ela esteja me dando um aviso de sua morte, para me preparar. Após três anos de ensaios, eu tinha quase começado a pensar que isso nunca ia acontecer, mas agora preciso me preparar para o fim. Isso é difícil, muito difícil.

Quinta-feira, 5 de outubro de 2006

Depois de seu anúncio de ontem, quero conversar mais com ela sobre sua morte.

Eu:	*Nós duas sabemos que a morte do corpo físico não é o fim. Quando você deixa seu corpo, você ainda é você em um Outro Mundo. Você está livre e pode mover-se e dançar. Você pode praticar como deixar seu corpo e voltar. Você está livre para escolher, mamãe.*

Falo sobre o Outro Mundo na voz do presente e também uso as palavras que ela destacou – "livre" e "escolher" –, porque são muito relevantes nessa fase de transição.

Estou sentada ao seu lado, segurando sua mão frágil entre minhas mãos.

Mamãe: *Isso está me fazendo realmente muito bem.*

Quarta-feira, 25 de outubro de 2006

Tarde. Acabo de chegar de Londres, depois de uma breve estada na cidade para ministrar o segundo módulo do meu curso de formação.

Mamãe: *Olá, Margaret!*

Na sua poltrona, mamãe inclina-se para frente, pois reconheceu-me imediatamente de onde está sentada, no outro lado do grande salão. Estou muito aliviada. Sempre que não a vejo por algumas semanas, tenho medo de que ela possa ter piorado e que não me reconheça ou que tenha perdido sua capacidade de falar.

Eu: *Olá, mamãe. Que bom ver você. Como vai? Como está se sentindo?*
Mamãe: *Bem.*

Quero estar em todas as reuniões.

Quais reuniões? Não consigo imaginar do que ela está falando. Depois percebo que um de meus motivos para estar aqui hoje é uma reunião para formalizar os cuidados para papai na casa de repouso, mas não lhe disse isso. Como ela sabe? Ela tem claramente a capacidade de se sintonizar com o que está acontecendo, até mesmo quando eu esqueci. É a oitava leitura mediânica que ela faz de mim.

Noite. Mamãe está na cama, e eu deito com ela, dando-lhe um abraço carinhoso.

Mamãe: *Assim é como Margaret queria. Margaret é gentil. Vou para a cama com Margaret abraçando-me.*

Lindo! O que alguém pode querer ao ir dormir senão um abraço da pessoa amada? Se apenas todos pudessem ter isso no fim de suas vidas!

Então ela sabe o que Margaret queria e o que Margaret e eu vamos fazer.

Eu: *Em que você está pensando?*
Mamãe: *Não tenho pensamentos. Meu vocabulário está muito reduzido.*

Isso mostra o nível de sua consciência sobre sua condição. Mas, em seu estado atual tão próximo do fim de sua vida aqui neste mundo e tão próximo do Outro Mundo, é possível que ela tenha plena consciência sem ter pensamentos ou palavras propriamente ditas. Ela simplesmente sabe.

Sexta-feira, 27 de outubro de 2006

Tanto mamãe como papai não estão bem. Mamãe tem uma tosse muito forte, e papai está ficando cada dia mais fraco, por causa de uma infecção de SARM (*Staphylococcus aureus* resistentes a meticilina), adquirida durante a cirurgia do seu cotovelo fraturado. Ele quer pôr um fim a tudo isso. Visito mamãe e papai separadamente, e tento dar apoio a ambos.

Mamãe: *É uma pena com Margaret.*
Eu: *O que é uma pena?*
Mamãe: *Não sei.*

Imagino que ela demonstre empatia por mim por causa das circunstâncias difíceis.

Terça-feira, 31 de outubro de 2006

Mamãe: *Não podemos continuar para sempre. As coisas mudam. Você está na presença de reis e rainhas.*

Outro anúncio, mas, desta vez, é diferente. Agora, ela me diz diretamente que vai morrer. Para mim é duro ouvir isso.

Sinto-me profundamente comovida e sei que sou muito, muito privilegiada por estar "na presença de reis e rainhas". É de fato um espaço sagrado, neste exato momento. Ela disse "você", não "Margaret", e isso indica que essas energias estão conosco, aqui, agora. Imagino que ela esteja vendo ou sentindo a presença de entidades de uma vibração muito alta, possivelmente mestres e arcanjos do Reino Angelical. Fico em silêncio e sinto-me completamente presente.

Quarta-feira, 1º de novembro de 2006

Papai: *(Para mim) Eu não sei o que eu faria sem você.*
Mamãe: *(Para mim) Eu não sei o que eu faria sem você.*

Estou passando agora a maior parte de meu tempo na casa de repouso.

Segunda-feira, 13 de novembro de 2006

Após uma breve estada em Londres, para ministrar o terceiro módulo de meu curso de formação, estou de volta e muito aliviada por estar aqui.

Eu: *Olá, mamãe. Que bom ver você. Como vai?*
Mamãe: *Não tenho nada a dizer.*
Eu: *Que bom. E não precisa. Você já disse tanta coisa.*

Terça-feira, 14 de novembro de 2006

Eu: *Seu aspecto é tão jovem e maravilhoso, mamãe.*

Isso é verdade – ela parece completamente radiante.

Mamãe: *Eu me sinto jovem.*
Eu: *Com que idade você se sente?*
Mamãe: *17 – dez anos mais velha.*
Eu: *Mais velha do que quando?*

Ela não responde.

Quando ela não responde, trata-se sempre de uma conexão com o Outro Mundo. Onde está mamãe agora? Quando ela tinha 27 anos, estava me carregando em seu ventre.

Segunda-feira, 27 de novembro de 2006

Acabei de chegar, e mamãe, sentada no fundo do salão dos residentes, está acenando para mim. Ela me viu antes que eu a visse.

Eu: *Olá, mamãe. É tão maravilhoso rever você. Como vai?*
Mamãe: *Bem. (Após uma pausa) Eu entrei no primeiro estágio.*

De repente, essa realidade atinge-me como um golpe: está chegando o fim de sua vida – nada de ensaios. Sinto-me vazia e quase não consigo pensar. É como se todo o conhecimento adquirido sobre a morte e o processo de estar morrendo tivesse voado pela janela. Ela é minha mãe, e eu a amo tanto... Vou sentir sua falta, terrivelmente.

Refletindo, percebo que minha aflição se deve a meus sentimentos de perda iminente. Mamãe estará bem, tenho certeza absoluta disso. Mas como estarei eu? Como lidarei com a situação de perdê-la? Tranquilizo-me ponderando que meus sentimentos são normais e que é importante que eu vá com o fluxo e me permita sentir tudo que está presente. Ao fazer isso e não reprimir meus sentimentos, poderei processá-los no meu próprio ritmo.

Eu: *(Sentindo-me angustiada com minha pergunta)*
São quantos estágios, mamãe?
Mamãe: *São sete.*

Pergunto-me quanto tempo durará seu percurso pelos sete estágios finais, quantos meses. Sua resposta mostra que ela está ciente do processo de estar morrendo. Ela está acessando um conhecimento que provém de uma dimensão além do nosso mundo físico. Pergunto-me se os sete estágios estão relacionados com os sete chacras ou centros energéticos e os sete níveis do campo energético humano. Será que este é um processo final que inclui passar por diferentes níveis energéticos até a energia ou frequência mais alta, em preparação para a passagem?

Mamãe: *Você tem belos olhos. Margaret está feliz.*

Estou feliz por ouvir que Margaret está feliz, mas, para ser sincera, estou me sentindo um pouco fraca.

Comento com mamãe minha crença de que a morte não é o fim, mas meramente uma transição de uma forma de ser para outra, à medida que passamos de uma frequência neste mundo para uma frequência diferente no Outro Mundo. Estamos juntas agora e continuaremos assim em espírito, seja onde estivermos. Seus olhos brilham e procuram, enquanto ela escuta ansiosamente o que estou dizendo. Ela está tão frágil que preciso ter cuidado para não a sufocar com minha energia robusta.

Meus pensamentos e minhas crenças provêm de uma série de fontes diferentes, algumas espirituais e outras científicas, bem como de um senso intuitivo de saber.

Sexta-feira, 22 de dezembro de 2006

Em três dias será Natal, e sinto-me muito aliviada por estar na Escócia por algumas semanas.

Eu: *Olá, mamãe. É tão maravilhoso ver você. Como vai? Como está se sentindo?*
Mamãe: *Regular. Que bom ver você, Margaret.*
Eu: *Sim, estamos recuperando o tempo perdido.*

Mamãe está na cama e parece estar muito bem, não obstante uma forte tosse que persiste, apesar de estar tomando antibióticos. Percebo que, a qualquer momento, a tosse pode tornar-se uma pneumonia e que isso seria o fim.

O Natal é uma época muito agitada, e retiro-me um pouco para dar a Paul e Emily, que não vêm tantas vezes, espaço para que possam conectar-se com sua avó do jeito deles. Estou ciente de que essa pode ser a última oportunidade.

Mamãe: *Você é uma boa mãe.*

Ela entende intuitivamente o que estou fazendo. Não preciso lhe explicar mais nada.

Eu:	*Sim, e agora está na hora de eu ser uma boa mãe também para você. Em que você está pensando, mamãe? Se não quiser, não precisa dizer nada.*
Mamãe:	*Meus pensamentos estão confusos. É progressivo. É tedioso ficar deitada na cama. Margaret não perdeu nada. Margaret encontrou o segredo.*

Isso é tão verdadeiro. Em nosso espaço sagrado, mamãe me levou ao Outro Mundo e trouxe o Outro Mundo até mim. Por meio disso, eu "encontrei o segredo" e me sinto incrivelmente abençoada. Esse é o dom definitivo, o dom de todos os dons, e eu lhe agradeço do fundo de meu coração e minha alma.

Mamãe:	*Amigos me visitam.*
Eu:	*Quem?*
Mamãe:	*Você. Paul é simpático. Ele é inteligente.*

Agora estamos muito mergulhadas nesta realidade. O que ela disse sobre Paul é verdade. Ele é inteligente, intuitivo e tem um jeito tranquilo. Mamãe reconhece e valoriza essas qualidades.

Natal, 2006

Mamãe passou o almoço de Natal na casa de repouso e, depois disso, Paul, Emily e eu a trouxemos a nossa casa, para o chá. Ela está calada e luta para dar conta da situação, mas graciosamente, como sempre. Já está muito fraca e quase não consegue mais ficar sentada e erguer a cabeça, nem mesmo com muita ajuda. Depois de nosso chá em família, levo-a de volta para sua outra casa ao lado, cansando-me, como sempre, ao empurrar a cadeira de rodas sobre o cascalho na nossa entrada. No calor da casa de repouso, deixo-a na sua cama e lhe dou o beijo de boa noite. Quando volto sozinha para nossa casa, no frio e no escuro, meu coração está pesado. É quase insuportável. Vou direto para meu quarto, pois preciso estar em silêncio e sozinha, neste momento.

Terça-feira, 26 de dezembro de 2006

Mamãe:	*Você não está indo embora?*

Eu:	*Não, não estou indo. Estou muito feliz por ficar aqui com você por mais algum tempo.*

Quarta-feira, 27 de dezembro de 2006

Mamãe:	*Você tem um sorriso maravilhoso.*
Eu:	*Obrigada. Você quer que eu converse com você ou prefere que eu fique calada?*
Mamãe:	*Converse comigo.*

Conversamos, e ela diz que Paul é muito simpático, assim como fez alguns dias atrás.

Mamãe:	*Você se virou muito bem.*
Eu:	*Obrigada, mamãe. Você também, muito bem.*
Mamãe:	*Você fala comigo. Ninguém mais fala comigo.*

Lágrimas correm por meu rosto quando ela diz isso. É uma das coisas mais tristes que ela jamais disse. É maravilhoso estar com ela, mas sou a única pessoa que fala com ela de uma maneira que faz sentido para ela e a faz saber que eu a entendo. Essa jornada começou há três anos e meio, quando ela desnudou sua alma e começou a procurar a verdade. Conectei-me com ela de coração aberto e a escutei de mente aberta, e conversamos. Foi simples assim.

Quinta-feira, 28 de dezembro de 2006

Mamãe está na cama, animada e com olhos brilhantes. É delicioso.

Mamãe:	*Seus dentes são lindos. Você tem uma tez maravilhosa. Você tem lábios maravilhosos. Margaret fez tudo bem. Finalmente, estou feliz.*

Bem, apesar de tudo, ela não perdeu sua capacidade de me observar e dizer quanto sou maravilhosa! Ela está finalmente feliz porque Margaret fez tudo bem. Será que essa foi sua missão – compensar o que não conseguiu me dar antes? Se for assim, ela conseguiu, além do que eu poderia imaginar em meus sonhos mais turbulentos. Ela está feliz. Eu estou feliz. Nós estamos felizes. Superamos.

Percebo que ela, quando fala de meus aspectos físicos, se refere a mim na segunda pessoa. No entanto, quando se refere a mim na terceira pessoa, dizendo "Margaret fez tudo bem", acredito que esteja falando de mim em um plano não físico.

Conto-lhe da minha prática cotidiana da meditação de atenção e da oração de cura que me levam para um espaço não físico. Essa prática não só beneficiou a mim pessoalmente, como também resultou ao longo dos anos em muitos milagres para outras pessoas.

Mamãe: *Você precisa praticar.*

Falo-lhe sobre ter um coração aberto.

Mamãe: *É como flutuar.*
Eu: *Que descrição linda, mamãe, ela vai me ajudar. Obrigada.*
Mamãe: *(Enfaticamente) Você precisa contar isso a William.*

Percebo, então, que minha próxima missão é ajudar papai a ter um coração aberto.

Eu: *Eu amo você, mamãe.*
Mamãe: *Eu sei, Margaret. Vejo isso em seus olhos.*

Esta foi uma tarde extremamente inspiradora e animadora.

———

2007

Segunda-feira, 15 de janeiro de 2007

Estou em Londres, pois, relutantemente, voltei para ministrar o módulo final de meu curso, que havia sido agendado há mais de um ano. É segunda-feira de manhã, e estou esgotada depois de atender clientes e dar aulas por quatro dias consecutivos. Meu plano é voltar para a Escócia amanhã e usar o dia de hoje para pôr as coisas em dia e descansar. No entanto, meu telefone toca – é o hospital que me avisa que, amanhã, papai será submetido a uma cirurgia emergencial para remover a placa infectada, instalada em seu cotovelo. Sua saúde tem piorado cada vez mais desde sua cirurgia em agosto passado, mas, apesar disso e de alguns momentos muito depressivos, é claro que ele quer continuar a viver. Como a infecção foi contraída no hospital, pressionei o médico-chefe para tomar as medidas necessárias, e ele o fez. Portanto, depois de algumas horas para organizar as coisas, estou agora no trem, mais uma vez voltando para a Escócia e sabendo que terei um tempo difícil em todas as frentes. Chego à nossa casa pouco antes das 22 horas e vou diretamente à casa de repouso para ver meus pais, muito à semelhança de uma mãe que verifica seus filhos adormecidos antes de ela mesma ir dormir. Primeiro, passo alguns momentos carinhosos com papai, que está dormindo profundamente. Depois vou para o andar de cima ver mamãe, que também está dormindo. Eu a beijo muito suavemente, e ela abre os olhos, dizendo a palavra "Maravilhoso". Ela parece absolutamente radiante e bela, e percebo que sua respiração se acelerou por um instante com a emoção de me ver. A seguir, ela fecha os olhos e volta a dormir. Vou preservar para sempre esse momento mágico no meu coração e na minha alma.

Terça-feira, 16 de janeiro de 2007

Passo o dia no hospital, cuidando da internação de papai e repassando todas as preliminares com a equipe médica. À noite, visito mamãe na casa de repouso. Ela ainda tem uma tosse forte e uma infecção no peito. Lembro-me de suas palavras: "Estou contando os meses". A enfermeira maravilhosa, a quem conheço como cristã praticante, me diz: "Diga a seu pai que estou rezando por ele. Estou rezando também por você. Deve ser duro para você quando ambos os pais não estão bem". Lágrimas começam a escorrer pelo meu rosto, e eu olho para mamãe.

Eu: *(Apologeticamente) Não tem problema chorar de vez em quando.*
Mamãe: *Eu não me importo.*

Bem, minhas lágrimas de autocomiseração dissolvem-se imediatamente e tornam-se lágrimas de riso. Que antídoto perfeito! Ela fez de novo! Disse exatamente a coisa certa. Como faz isso?

Mamãe: *Margaret é corajosa.*

Interessante – "corajosa" é a palavra que Paul usou hoje, mais cedo, para me descrever.

Quarta-feira, 17 de janeiro de 2007

Papai está na lista das cirurgias de emergência, e quero estar com ele. Por isso, vou ao hospital às 8h15 da manhã e fico ali o dia todo. Aquilo que deveria ser um procedimento simples e rápido acaba sendo mais complicado. Espero angustiadamente por uma hora, perguntando-me o que está acontecendo e se ele chegou a falecer na sala de cirurgia. Uma cirurgia em sua idade e seu estado de saúde enfraquecido pode facilmente ser fatal. Porém, ele sobrevive à cirurgia e volta à enfermaria em um estado confuso por causa da morfina que lhe foi ministrada. Não é nenhuma surpresa que eu, depois dessa provação e já com exaustão acumulada, fique doente com uma inflamação na garganta.

Quinta-feira, 18 de janeiro de 2007

Nenhum outro membro da família está por aqui. Por isso, apesar de não estar bem, faço breves visitas a mamãe na casa de repouso e a papai no hospital.

Domingo, 21 de janeiro de 2007

É meu aniversário, e estou deitada na cama com a garganta inflamada e as glândulas inchadas. Por causa disso, não pude visitar nem mamãe nem papai nos últimos dias.

Segunda-feira, 22 de janeiro de 2007

Às 17h45 recebo um telefonema da casa de repouso. "A situação de sua mãe agravou-se. Venha imediatamente." Com o coração batendo fortemente, saio da cama e corro para a casa ao lado. Sei que este é o fim.

São 18 horas, e mamãe está na cama. Sua tez está pálida, quase opalescente, seus olhos estão fechados e ela respira com dificuldade. A enfermeira me diz que ela está morrendo. Agora fica clara para mim a observação estranha que mamãe fez dezoito meses atrás: "Eu não quis estragar, transtornar... seu aniversário". Ligo para um amigo e tento antecipar que papai receba alta e volte para a casa de repouso. Sua alta estava prevista para amanhã.

Fico sentada com mamãe enquanto ela paira entre este mundo e o Outro Mundo, o mundo com que tanto se familiarizou. Lembro-me de suas palavras: "É o clímax. Este é o fim. É pacífico". Com esses pensamentos em mente, não tenho medo. Seguro sua mão quase sem vida e beijo-a gentilmente, sabendo que estamos unidas em espírito. Ela parece inconsciente, mas sei que a audição é o último sentido a se perder e que ela pode estar me ouvindo, e decido agir como se ela pudesse ouvir. Uma profunda serenidade enche nosso espaço sagrado, enquanto o véu entre esta vida e a próxima se dissolve e ela flui em direção àquele momento final de transição.

Mamãe, sou eu, Margaret.

Estou com você.

Você está voltando para casa. Será maravilhoso.

Obrigada por tudo:
– Por dar-me vida.
– Por tudo que você me ensinou. Isso me transformou.

Você é maravilhosa, radiante.

Você será livre. Livre para se mover e dançar.

Estaremos sempre juntas, unidas em espírito.

Eu amo você.

E ela desliza em paz para o Outro Mundo...

REFLEXÕES, REVELAÇÕES E RECOMENDAÇÕES

REFLEXÕES SOBRE NOSSA JORNADA

"Tivemos um início difícil, mas tivemos um término bom."

Pat

Nossa jornada terrestre juntas chegou ao fim, e agora está na hora de parar, refletir e apreciar o extraordinário que ocorreu durante a nossa jornada do coração e da alma e ao longo da senda da vida: as dinâmicas que foram operantes na nossa família, os desafios encarados por cada um de nós, as opções de vida que fizemos e as transformações pelas quais passamos.

A experiência de minha mãe durante seu Alzheimer em estágio final foi incrivelmente positiva e animadora, e mamãe nos mostrou o potencial que pode residir nessa fase avançada da enfermidade. Ela nos informou com muitos detalhes sobre o que estava experimentando nesses últimos estágios da doença. Mas, o que talvez seja mais importante, o Alzheimer foi um veículo para nos ensinar tudo sobre o poder de estar presente no momento, a liberdade que vem da liberação de emoções, o poder curador do amor, o processo intrincado e inteligente de morrer e os mistérios da vida do Além.

O mais notável na experiência de minha mãe foi a duração de sua jornada espiritual e de fim da vida. Após sua primeira visão inicial de leito de morte, de seu falecimento, que geralmente indica a morte iminente, ela viveu ainda três anos e meio, e durante esse tempo passou por toda uma gama de experiências. O segundo fator notável foi sua capacidade de comunicar até o fim aquilo que estava acontecendo com ela. Isso foi excepcional – poucas pessoas com Alzheimer preservam suas faculdades de fala e esse grau de coerência nos estágios mais avançados.

Considerando, por um momento, os pensamentos e sentimentos das pessoas com Alzheimer em estágio final e das pessoas que as acompanham, é importante perceber que minha mãe encontrou a paz e a serenidade somente quando estava nas fases moderada e grave do Alzheimer. Essa mudança de um estado de mente negativo para outro positivo é atestada em muitas pessoas que chegaram a esse estágio final e se entregaram à sua situação. Ela indica que muito do sofrimento tão comentado existe antes aos olhos de quem acompanha o enfermo do que na própria pessoa que está com Alzheimer. Reconhecer nossa própria aflição como uma reação a essa situação, em vez de projetá-la sobre nossos entes queridos, talvez possa nos deixar livres para nos relacionar com eles de maneira mais positiva.

No início deste livro, afirmei que minha mãe demonstrava todos os sintomas usuais do mal de Alzheimer, inclusive repetições infinitas e estados frequentes de confusão. No meio de tudo isso, porém, havia faíscas de sabedoria, clareza e profunda intelecção. É isso que preservei e registrei no diário sobre nossa jornada do coração e da alma, eliminando o restante na edição. Este fato pode ter causado a impressão de que minha mãe fosse diferente das outras pessoas, e leitores poderiam chegar a pensar que eu tenha romantizado sua jornada. No entanto, como você descobrirá, minha mãe não estava sozinha naquilo que estava lhe acontecendo. Outras pessoas também podem ter essas experiências positivas.

Nossas jornadas

Sem dúvida, as circunstâncias favoráveis do Alzheimer de minha mãe facilitaram nossa jornada: a extrema proximidade entre a casa de repouso e nossa casa, a qualidade dos cuidados que ela recebeu na casa de repouso, minha disponibilidade e minhas habilidades e experiências como terapeuta e curadora holística. Nem todos terão tanta sorte. Acredito que essas condições excelentes possibilitaram muitos momentos extraordinários, e em consequência disso, todos nós tivemos a oportunidade de aprender mais sobre o mal de Alzheimer, sobre o processo de morrer e sobre o Outro Mundo.

O que aconteceu comigo e minha mãe foi de benefício mútuo – enquanto eu a estava apoiando, ela me estava guiando e ensinando. Esse relacionamento simbiótico permitiu-nos caminhar de uma forma que eu nunca teria imaginado.

A capacidade natural de minha mãe como professora permitiu que ela me instruísse e que percebesse a importância daquilo que estávamos aprendendo. Minhas experiências como curadora, professora e escritora me permitiram cumprir seu desejo de que eu passasse essas informações para outras pessoas, para que elas também pudessem se beneficiar de nosso relato.

A jornada de minha mãe

Minha mãe sofria de instabilidade mental desde a época de meu nascimento, mas pergunto-me agora se a ansiedade aguda que ela vivenciava poderia ter surgido de uma sensação de se desligar deste mundo, à semelhança daquilo que ela experimentaria mais tarde, quando já estava sofrendo de Alzheimer. Isso teria causado uma profunda sensação de insegurança, pois, naquele tempo, ela tinha suas responsabilidades como pessoa adulta e estava tentando viver normalmente neste mundo.

Naqueles dias, havia um estigma sobre as doenças mentais, e as pessoas atingidas precisavam ocultar sua angústia. Além disso, havia pouca compreensão sobre o tipo de enfermidade que acometia minha mãe, e não existia nenhum tratamento médico. É muito compreensível que meu pai não soubesse o que fazer e que ele não tivesse recursos para apoiar emocionalmente sua esposa.

Com o passar do tempo, a aflição de minha mãe agravou-se em razão dos costumes sociais que limitavam cruelmente o campo de atuação das mulheres. Ela carregou a cruz das mulheres encurraladas naquela época e foi uma voz corajosa na Escócia provinciana conservadora.

Quando suas faculdades físicas e mentais se deterioraram por causa do Alzheimer, ela começou a experimentar estados intermitentes de consciência alterada, que despertaram seus sentidos interiores. Isso abriu um canal para o Outro Mundo, onde ela teve muitas experiências extraordinárias. Muitas vezes, ela deixava seu corpo e voltava, tinha contato com parentes falecidos, recebia instruções sobre o processo de morrer e previa sua própria morte e sua vida pós-morte. Esses fenômenos poderiam ser descartados muito facilmente como percepções ilusórias ou alucinações experimentadas na doença mental.

Ao longo desse tempo, ela também desenvolveu o dom da percepção extrassensorial: telepatia, predição, clarividência, clariaudiência, clarissenciência, mediunidade e canalização, o que ela mostrava de forma muito natural e sem autoconsciência. Ela descrevia estar vendo imagens e ouvindo sons através de sua "tele-visão" interior – seu portal para o Outro Mundo. Embora ela não estivesse ciente disso, é exatamente assim como muitos medianímicos descrevem o ato de canalizar informações do Outro Mundo.

Sem dúvida, os últimos anos de sua vida foram muito positivos, e isso foi o resultado direto de seu Alzheimer. A enfermidade permitiu-lhe dar e receber amor como nunca antes e ter experiências maravilhosas do Outro Mundo que a prepararam para uma boa morte e para sua próxima jornada.

Dois mundos

Ao começar nossa jornada, minha mãe disse: "É difícil estar... trabalhando entre dois mundos". Neste mundo, ela sofria todos os sintomas penosos que são comuns ao Alzheimer, mas no Outro Mundo ela era livre em mente, corpo e espírito. As dinâmicas operantes entre nós eram também muito diferentes em cada mundo. Neste mundo, eu a apoiava e a segurava, às vezes a guiava. No Outro Mundo, porém, ela falava com uma voz de absoluta autoridade e me guiava.

Sua percepção excepcionalmente clara de tudo, especialmente perto do fim, e seu dom de percepção extrassensorial não eram deste mundo. Ela me contava coisas sobre mim que vieram do Outro Mundo e que eram, sem exceção, 100% corretas. Foi a exatidão dessas informações pessoais que validou para mim seu Outro Mundo e que me convenceu de que as outras coisas que ela me dizia também eram verdade.

Conhecemos algo verdadeiramente somente quando o experimentamos pessoalmente. Por isso, encorajo outras pessoas a serem curiosas, a fazerem suas próprias descobertas e a tirarem suas próprias conclusões. Em vez de descartar afirmações feitas por pessoas com Alzheimer como pura ilusão, penso que seria sábio escutar com uma mente aberta essas vozes vindas além do véu.

Minha jornada

Esta jornada com minha mãe mudou minha vida. Ela disse de forma tranquilizadora: "Eu nunca deixarei você. Sou parte de você", e posso confirmar que isso é verdade.

Há uma diferença entre crer e saber. Comecei nossa jornada crendo, e minhas crenças estavam baseadas no que havia aprendido durante minha vida adulta como uma pessoa que busca consciência. Minha mãe simplesmente *sabia*. Seu saber provinha diretamente do Outro Mundo. À medida que ela me ensinava e me guiava em nossa jornada, meu crer se transformou em saber. Foi uma mudança profunda e um dom maravilhoso.

Assim como a maioria das pessoas, eu não tinha conhecimentos prévios sobre o Alzheimer e, quando o problema começou, não tive tempo para parar e me informar. Isso significa que agi completamente de modo intuitivo. Minha mãe me presenteou com as circunstâncias perfeitas, por meio das quais consegui adquirir a experiência necessária com o Alzheimer e com o Outro Mundo, e consegui efetivamente *saber*, não simplesmente saber algo sobre.

Minha própria busca enquanto pessoa que procura consciência pode ter surgido inicialmente em razão da minha necessidade de encontrar um sentido mais profundo, depois de experimentar minha vida anterior como sendo tão difícil. Acredito que minha sensibilidade para a energia resulta do fato de que, quando eu era criança, precisava ser hipervigilante por causa das incertezas e dos perigos em torno de minha mãe. Em consequência das dificuldades que minha mãe teve durante minha infância, mais tarde, senti-me motivada para curar meu passado e atraída a passar por um treinamento em uma série de modalidades de cura. No fim da vida de minha mãe, eu estava em uma posição em que podia devolver-lhe meu conhecimento e minhas habilidades, e ajudá-la. Isso mostra os efeitos cascatas de um processo profundamente curador.

Ao longo de nossa jornada, descobri o verdadeiro sentido da compaixão e do amor incondicionais, e meu coração foi aberto de uma maneira nova e maravilhosa. Isso levou a uma profunda cura e reconciliação do nosso relacionamento, que antes estava tão prejudicado. A simbiose que se desenvolveu a partir de nosso amor e apreciação mútuos foi absolutamente bela e me enchia de alegria e gratidão. Ela alegrava meu coração e nutria minha alma, e até agora sinto a *elevação* de minha energia quando penso nisso. Perto do fim de sua vida, minha mãe me disse: "Tivemos um início difícil, mas tivemos um término bom". Sua observação resume a história de nossas vidas juntas e a transformação maravilhosa que ocorreu.

O dom inesperado que ela me deu foram suas incursões no Outro Mundo. Na época, eu podia partilhar nossas experiências extraordinárias somente com pouquíssimas pessoas; eu me sentia inibida na presença de outros membros da família ou de outras pessoas. Muitas coisas que minha mãe dizia eram difíceis de compreender quando consideradas isoladamente, e apenas quando contempladas como parte de um todo, seu sentido tornava-se claro. O Outro Mundo ao qual me refiro é feito de energias invisíveis e existe em um espaço sagrado. Cheguei a entender minha necessidade de estar em um lugar tranquilo onde eu podia estar inteiramente presente quando estava envolvida nessa dimensão.

Refletindo sobre meu comportamento em relação à minha mãe antes de nossa jornada, estou percebendo apenas agora quão profundas foram as feridas de minha infância. Houve tempos em que eu fui provavelmente muito dura com ela, mais dura do que ela merecia. Penso que eu desenvolvi uma couraça protetora em uma idade muito tenra, e, apesar de muitos anos de terapia, ela permaneceu firmemente presente até o início de nossa jornada, quando mamãe estava vulnerável e deixou de ser uma ameaça. Contudo, eu não deveria me repreender. Como eu disse à minha mãe: "Na época, fizemos o melhor que pudemos". Já mencionei o amigo sábio que me disse que as coisas positivas que eu estava experimentando em nossa jornada eram minha "compensação", mas na verdade foi também um tempo de compensação para minha mãe. Eu diria que foi equilibrado, como deveria ser.

Reabrir antigas feridas entre mim e minha mãe, entre ela e meu pai e entre outros membros da família foi muito terapêutico para mim. Antes de iniciar essa jornada, pensei que tivesse "feito meu trabalho", mas claramente havia mais a fazer. Escrever sobre nossa história me fez parar e pensar mais profundamente, e com isso ganhei também uma maior compreensão, que resultou em uma cura pessoal muito profunda. Estou grata por ter tido a oportunidade de fazer isso.

Refletindo sobre o final de nossa jornada, pergunto-me agora por que eu simplesmente não fiquei com minha mãe durante suas últimas semanas. A resposta é esta: depois de haver ensaiado tantas vezes sua morte ao longo dos anos, imaginei que ela ainda tardaria muitos meses. Eu tinha compromissos marcados há longa data com meus alunos e me senti obrigada a honrá-los. Se eu soubesse, quando minha mãe disse perto do fim: "Entrei no primeiro estágio", que os sete estágios que ela mencionou depois durariam somente sete semanas, eu teria cancelado meu curso e ficado com ela. Na retrospectiva, isso parece um erro de discernimento da minha parte, mas estive com ela no fim, assim como ela tinha predito – "Margaret e eu podemos estar na casa juntas".

As rosas perdidas

A metáfora das rosas perdidas é, em sua plenitude, simbólica para as experiências que eu e minha mãe vivenciamos pelos caminhos de nossas vidas.

"As rosas perdidas" – isso foi o que minha mãe me disse quando eu estava pensando naquele cartão que havia lhe enviado para o Dia das Mães.

No cartão estavam doze rosas. Eu o havia feito para ela. Ela nunca o recebeu. O cartão se perdeu.

A rosa é uma flor de grande beleza e um símbolo do amor. As pétalas interconectadas são como muitos aspectos da vida. Juntas, formam um todo perfeito.

Seu perfume acalenta o coração e eleva o espírito. Seus espinhos protegem a flor.

Quando você tenta alcançar essa expressão de amor, os espinhos podem causar feridas. Mas, uma vez alcançada a rosa, sua beleza e sua perfeição enchem seu coração.

O cartão das rosas foi meu presente para minha mãe no Dia das Mães.

Eu o fiz para agradecer os presentes que ela tinha me dado como minha mãe.

Não somente pelo dom desta vida, mas pelo dom definitivo, o dom de todos os dons, o dom da vida sem fim.

O cartão se perdeu.

Esta perda foi simbólica e uma lembrança das perdas na minha vida e na dela, da perda que ambas experimentamos em relação à outra durante toda uma vida.

"**As** rosas perdidas" foram o dom de minha mãe para mim.

Ao contrário do meu presente, que foi um símbolo deste mundo e se perdeu, o presente de minha mãe não foi deste mundo.

Suas palavras "as rosas perdidas" me mostraram que, embora meu cartão com seu presente de amor nunca tivesse chegado, ela sabia dele e tinha recebido minha mensagem.

Cura para a nossa constelação familiar

Esta jornada atingiu não somente a mim e à minha mãe. O dom mais maravilhoso foi o impacto que se operou sobre todos os membros de nossa família, e, através dele, todos nós fomos capazes de cura, inclusive minha irmã Fiona, que já havia falecido.

Meu pai enfrentou em sua vida desafios emocionais extremos. Após sua experiência chocante aos 11 anos, quando descobriu seu próprio pai morto no chão, sua maneira de lidar com emoções era distanciar-se delas imediatamente e rapidamente seguir adiante. As emoções voláteis de minha mãe o desafiaram constantemente durante a sua vida, e, quanto mais ela o confrontava, tanto mais ele tentava escapar. Ele e minha mãe situavam-se nos extremos opostos do espectro emocional e permaneceram trancados nessa posição polarizada a maior parte de suas vidas.

Em um determinado momento de nossa história, quando meu pai ainda estava vivendo independentemente em casa, mas passando de uma crise para outra, ele me disse: "Dê-me um comprimido. Eu quero pôr fim a isso agora!". Compreensivelmente, ele temia o futuro, não era capaz de enxergar nada positivo, nada mesmo. Mas, se ele tivesse terminado sua vida naquele momento, não teria seguido adiante e experimentado a reconciliação com minha mãe que foi tão importante para ambos perto do fim de suas vidas. Como mostraram meus pais, também pessoas que se situam no estágio final da vida, e cujas faculdades físicas e mentais tenham diminuído consideravelmente, podem entrar em uma nova fase em que encontram amor, paz e reconciliação. Isso mostra que nunca é tarde para procurar redenção e curar o passado.

A instabilidade mental de minha mãe e a ausência emocional de meu pai geraram tensões e disputas que impactaram sobre mim e minha irmã. Minha visão positiva como alguém que busca sentido pode ter-me motivado a procurar a reconciliação por meio da psicoterapia e da espiritualidade. Minha irmã pode não ter tido uma visão ou oportunidade como esta, e presumo que ela tenha procurado afogar os traumas de sua infância no álcool, e o resultado foi seu falecimento prematuro.

No entanto, embora não estivesse presente fisicamente, minha irmã foi uma personagem-chave na evolução posterior de nossa família e, sem ela, eu não estaria aqui contando esta história. Ancorada neste mundo, eu segurei o espaço para que minha mãe pudesse passar para o Outro Mundo e voltar. Ali, no Outro Mundo, ela encontrou sua filha falecida e depois me disse: "Tudo – minhas ideias, pensamentos – vem de Fiona. Ela fez isso". Minha mãe atuou como um canal para minha irmã, que passou informações que, com o tempo, curaram todos os membros de nossa família e também cumpriram meus desejos mais profundos: saber algo sobre o Outro Mundo.

Hoje percebo o dom maravilhoso que minha irmã deu a todos nós e o preço que ela pagou. É com humildade que reflito sobre isso. Assim, agradeço-lhe do fundo do meu coração e da minha alma pelo papel que teve na possibilidade de que todos os membros de nossa família fossem curados de um modo tão extraordinário. Isso me leva a me perguntar se jamais poderemos conhecer realmente os mistérios da vida e da morte. Quem somos nós para julgar outras pessoas? Qual grande plano, ignorado por nós, está tecendo seu caminho pelas nossas vidas cotidianas neste exato momento?

A jornada compartilhada de meus pais

O que reuniu minha mãe e meu pai? Será que foi a atração dos opostos, do feminino e do masculino, do *yin* e do *yang*? Se for, a oposição pode ter sido forte demais. Ambos foram personagens extrovertidos, e pergunto-me se, simplesmente, faltou espaço para que duas dessas personalidades coexistissem harmonicamente.

Algumas das sementes da desarmonia experimentada por meus pais foram plantadas durante a guerra. Eles, assim como muitos outros casais de seu tempo, casaram pouco depois de se conhecerem. A vida era muito incerta. Quando os homens voltaram da guerra – se é que voltaram –, eles simplesmente precisaram tocar a vida. No centro da infelicidade em casa estava a instabilidade mental de minha mãe. Divórcio não era uma opção real, por ser algo profundamente reprovado. Se esse casamento tivesse se passado em uma época diferente e em um ambiente diferente, poderia ter tido um fim diferente? Meus pais, porém, lutaram, ficando juntos, mas de muitas maneiras separados, até o fim de suas vidas. Naquele momento, na fragilidade e na vulnerabilidade da idade avançada, uma nova compreensão e um outro apreço se desenvolveram entre eles e se revelaram profundamente curadores.

Será que houve algo mais que sustentou sua conexão por todos aqueles anos? Procurando encontrar uma resposta a essa pergunta, percebi que, ao longo de suas vidas, ambos eram atraídos, quase viciados, pela mesma cor: azul *Lovat*,[1] um turquesa suave. Essa cor foi sempre a primeira opção para tudo, desde as roupas até os carros. Cada cor possui uma frequência, e esse fato tem um efeito sobre nossa existência. Portanto, nesse nível vibracional, eles estavam intimamente conectados durante sua vida compartilhada. Alguns místicos dizem que turquesa é a cor associada à civilização perdida de Atlântida, uma ilha lendária cujos habitantes teriam alcançado um nível de desenvolvimento espiritual excepcionalmente alto. Ponderando isso por um instante e permitindo-me divagar em uma fantasia desvairada, perguntei-me se meus pais teriam compartilhado vidas passadas em Atlântida, a ilha turquesa perdida, e optado por voltarem juntos nesta vida, para aprender e resolver alguns assuntos pendentes...

Voltando para nossas aspirações mais importantes aqui neste mundo, será que a transformação pela qual meus pais passaram – esse desapego de estruturas, crenças e valores – é possível para todos no fim da vida? Se tivermos as condições certas, será que todos nós podemos encontrar a reconciliação e a cura de nosso passado?

Acredito que podemos.

---

1. Nome de um local nas Highlands da Escócia, que denomina um padrão de *tweed* escocês. (N.T.)

O OUTRO MUNDO E A NEUROCIÊNCIA DO ALZHEIMER

"Estamos aprendendo que somos imortais."

Pat

Ao contrário das expectativas populares, o que minha mãe e eu experimentamos quando ela estava no estágio final do Alzheimer foi excepcionalmente positivo. Isso levanta muitas perguntas. Nossa experiência foi única? Que conclusões mais amplas podemos tirar a partir disso? Outras pessoas poderiam viver algo semelhante? Havia explicação para algumas das situações que ocorreram?

Para responder a essas perguntas, precisei olhar para além da nossa experiência pessoal, e isso me levou para mais uma jornada. Um caminho me levou para pesquisas inovadoras relacionadas ao Alzheimer, outro para o campo da neurociência, e outro ainda para ensinamentos místicos provenientes do Outro Mundo. Minhas descobertas nessas fontes tão díspares foram altamente reveladoras para mim e levaram-me a elaborar algumas proposições que apresentarei aqui.

Memória emocional

Quando minha mãe não conseguia se lembrar daquilo que acabava de dizer, teria sido fácil supor que ela também não podia se lembrar de outras coisas. No entanto, de algumas coisas, ela se lembrava muito claramente. Qual poderia ser a explicação?

Em uma pesquisa sobre memória e envelhecimento, publicada *on-line* em 2011, o professor Oliver Turnbull da Bangor University descobriu que, no Alzheimer, apesar de comprometimentos esporádicos da memória, a memória emocional não se perde – ela parece permanecer intacta.[1] Isso poderia explicar as "revisões de vida" estressantes pelas quais minha mãe passou, bem como alguns dos comportamentos emocionais aparentemente irracionais que outras pessoas com Alzheimer apresentam às vezes. Carl Jung reconheceu isso quando afirmou, sobre o fim da vida: "Material esquecido ou reprimido vem à superfície em um estado de consciência reduzida". Turnbull descobriu que pessoas com Alzheimer continuam a aprender a partir de suas experiências emocionais, e isso pode explicar por que sentimentos positivos cresceram entre mim e minha mãe quando suas outras funções estavam em declínio.

Empatia e contágio emocional

Quando minha mãe estava com o Alzheimer no estágio final, nosso relacionamento mudou – ele tinha sido bastante complicado e passou a ser de profundo amor. Será que esse tipo de mudança foi só um privilégio nosso?

Segundo a pesquisa científica realizada por Virginia Sturm no Memory and Aging Center (Centro de Memória e Envelhecimento) da Universidade da Califórnia, em São Francisco, publicada em 2013, a resposta é: não. Seu trabalho mostra que, à medida que partes do cérebro, particularmente o lóbulo temporal, são destruídas pelo mal de Alzheimer e a cognição diminui, a área do cérebro ligada à empatia torna-se mais ativa. As pessoas ficam muito sensíveis para sentimentos, expressões, palavras e condutas de outras pessoas. Surpreendentemente, à medida que as habilidades cognitivas diminuem, a empatia cresce exponencialmente.

Além disso, Sturm descobriu que, quando pessoas com Alzheimer estão empáticas e "se sintonizam" com pessoas em seu entorno, elas reagem espelhando o que estão captando. Esta capacidade inconsciente de mimetizar chama-se "contágio emocional."[2] Essas descobertas destacam o fato de que todas as pessoas que sofrem de Alzheimer são extremamente sensíveis aos sentimentos de outras pessoas, e isso tem enormes implicações para todos que convivem com pessoas com Alzheimer.

Essa pesquisa mostra que o relacionamento de profundo amor que se desenvolveu entre mim e minha mãe é uma possibilidade real para todos.

---

1. Cathryn E. Y. Evans-Roberts & Oliver H. Turnbull, "Remembering Relationships: Preserved Emotion-based Learning in Alzheimer Disease", em *Experimental Aging Research*, vol. 37, 2010. Disponível em http://www.tandfonline.com/doi/full/10.1080/0361073X.2011.536750. Acesso em 17-2-2017.
2. Virginia E. Sturm *et al.*, "Heightened Emotional Contagion in Mild Cognitive Impairment and Alzheimer Disease is Associated with Temporal Lobe Degeneration", em PNAS, vol. 110, nº 24, 2013. Disponível em: http://www.pnas.org

Contágio de corpo, mente e alma

O fato de neurocientistas terem descoberto que pessoas com Alzheimer vivenciam um contágio emocional levanta a pergunta se o mesmo efeito se repete também em outros planos, como os do corpo, da mente e da alma. Falando como terapeuta energética e curadora, sei que o contágio ocorre em todos esses planos, ainda que, até então, não tenha sido descrito nesses termos. Minha mãe manifestou um contágio corporal quando disse: "Seus dentes, eles estão ok?". Também manifestou um contágio mental quando falou das "rosas perdidas", e um contágio da alma quando disse: "Posso perceber tudo através dos olhos".

Em que medida o contágio entre mim e minha mãe estava acontecendo nos planos da mente e da alma? Será que eu influenciei mamãe e ela influenciou a mim? Penso que seja bem provável que essa influência mútua tenha acontecido; no entanto, não acredito que isso invalide de forma alguma o que experimentamos ou minha compreensão daquilo que minha mãe tentou comunicar.

Se minha mãe experimentava contágio em todos esses planos, não há motivo para presumir que outras pessoas com Alzheimer não o experimentem ou não possam experimentá-lo também. Com base nessa hipótese, podemos dizer que pessoas com Alzheimer estão percebendo muito mais de seu ambiente do que pensamos. Alimento para nossas reflexões!

Projetados para o amor

Quando minha mãe estava com o Alzheimer no estágio final, ela constante e repetidamente expressava pensamentos de amor universal. "Eu amo todos", ela disse, e, apesar de sua grave deficiência, tinha ainda uma profunda e contínua necessidade de cuidar de mim. Segundo John Zeisel, professor convidado na Universidade de Salford, Manchester, consultor científico no Instituto Salford de Demência e autor de *I'm Still Here* (Ainda estou aqui), esses tipos de pensamentos e sentimentos estão "gravados" no sistema humano e, portanto, são comuns a todos, até mesmo às pessoas com Alzheimer.[3] Sua pesquisa mostra que pessoas com Alzheimer, cujos pensamentos não são censurados do mesmo modo que os nossos, muitas vezes expressam abertamente pensamentos e sentimentos amorosos quando recebem a forma certa de apoio e de reconhecimento.

---

3. John Zeisel, *I'm Still Here: Creating a Better Life for a Loved One Living with Alzheimer's* (Londres: Piatkus, 2011).

O poder do amor

O que está acontecendo quando há amor incondicional? Em seu livro *Molecules of Emotion* (Moléculas de emoção),[4] de 1997, a neurocientista Candace Pert explica que há uma base biomolecular para a emoção. Albert Einstein comprovou que, quando se estudam os menores elementos constituintes da matéria (por exemplo, moléculas e átomos), atingimos uma dimensão em que tudo é energia, que vibra. A velocidade dessa vibração é sua frequência. A frequência é medida em hertz (Hz), e um único ciclo vibracional por segundo equivale a um hertz. Não precisamos ser físicos ou curadores para saber que o sentimento do amor é muito diferente do sentimento do medo. Curadores que podem sentir a energia relatam que cada emoção vibra em uma frequência diferente:[5] sentir amor gera uma vibração mais veloz e uma frequência mais alta do que sentir medo. Isso mostra outro princípio físico importante: a ressonância. Quando se juntam duas frequências, por exemplo, as do corpo humano, a frequência inferior *sempre* aumentará para alcançar a superior. Isso explica por que o amor finalmente triunfa sobre a adversidade.

Todos os ensinamentos religiosos e espirituais nos dizem que o amor é o portal do céu ou do Outro Mundo, e, falando em termos de energia, isso implica que o Outro Mundo invisível tem uma vibração mais rápida e uma frequência mais alta do que nosso mundo material. Minha mãe e eu estávamos ambas ressoando na frequência do amor; por meio da empatia, ela sentia meu amor por ela e, pelo contágio emocional, ela o refletia de volta para mim. Acredito que foi esse sentimento de amor que lhe permitiu acessar o Outro Mundo e ter experiências tão positivas quando estava em um estado alterado de consciência.

Isso suscita a pergunta: todas as pessoas com Alzheimer, quando estão em um estado alterado de consciência, sentindo amor e ressoando nessa frequência, podem ser capazes de acessar o Outro Mundo e ter experiências positivas? Acredito que seja uma possibilidade real. E, quando nós, familiares, cuidadores ou amigos de pessoas com Alzheimer, estamos ressoando nessa frequência, somos também beneficiados. Este é o poder do amor.

---

4. Candace B. Pert, *Molecules of Emotion: the Science behind Mind-Body Medicine* (Nova York: Simon & Schuster, 1997).
5. Barbara Brennan, *Hands of Light: a Guide to Healing through the Human Energy Field* (Nova York: Bantam, 1987).

Morrer conscientemente

O processo de morte que minha mãe vivenciou não foi singular. Religiões orientais, como o hinduísmo e o budismo, bem como as tradições xamânicas, oferecem ensinamentos explícitos que guiam o processo de morrer para uma morte consciente e repleta de graça. No fim dos anos 1960, essa prática foi introduzida no Ocidente e se tornou conhecida como o movimento de morrer conscientemente. Sua pioneira foi Cicely Saunders.[6] A morte é percebida como uma oportunidade, tanto para quem está morrendo como para quem está próximo dessa pessoa, de modo que podem se tornar mais presentes e mais amorosos e passar por uma profunda cura e um despertar espiritual. O Alzheimer é uma experiência prolongada de fim de vida, e isso nos oferece mais tempo para compreender o que está acontecendo e para nos envolvermos no processo de morte com um maior nível de consciência.

Experiências extraordinárias de fim de vida

Quando estava com o Alzheimer no estágio final, minha mãe teve muitas experiências extraordinárias. Será que foi um caso singular? Em seu livro de 2008, *The Art of Dying* (A arte de morrer), Peter Fenwick e Elizabeth Fenwick apresentam inúmeros exemplos de "visões do leito de morte", estados espontâneos de euforia, lucidez inesperada, luz extraordinária, aparições e muito mais.[7] Essas descobertas provêm da ampla pesquisa empreendida por Peter Fenwick nesse campo e indicam que, quando estão morrendo, algumas pessoas entram em um estado alterado de consciência, no qual têm acesso a uma realidade diferente, uma realidade que normalmente não está disponível para nós na vida cotidiana. Minha mãe experimentou todos esses fenômenos, e outras pessoas com Alzheimer também podem ter experiências extraordinárias. Como esses estados alterados de consciência ocorrem no Alzheimer ao longo de um período estendido, não apenas muito próximo do fim da vida, temos a possibilidade de nos "sintonizar" e compartilhar o milagre dessa outra dimensão, o Outro Mundo.

Experiências de quase morte

Quando pessoas voltam para a vida depois de terem sido declaradas clinicamente mortas, dizemos que tiveram uma experiência de quase morte (EQM) ou uma experiên-

---

6. Cicely Saunders, *The Care of the Dying Patient and His Family* (Londres: The London Medical Group, 1975).
7. Peter Fenwick, P. & Elizabeth Fenwick, *The Art of Dying* (Londres: Bloomsbury, 2008).

cia transitória de morte (ETM). Depois de passar por um evento dessa espécie, muitas pessoas vivem um despertar espiritual que muda suas vidas dramaticamente. Segundo Raymond Moody, elas não temem mais a morte, tornam-se mais amorosas, e seus valores mudam e são menos materialistas.[8] Observei algumas dessas mudanças em minha mãe, e agora me pergunto se também ela não teria tido uma experiência de quase morte que não foi detectada.

Como mencionei na parte introdutória deste livro, em torno de nove meses antes de eu começar o registro de nossa jornada do coração e da alma, a equipe noturna da casa de repouso havia encontrado minha mãe profundamente inconsciente. Inicialmente, ela não demonstrou nenhuma reação, mas finalmente despertou e, milagrosamente, não estava tão mal, apesar dessa emergência médica. Na época, ela não comentou sua experiência comigo, mas, refletindo sobre o que aconteceu posteriormente, pergunto-me se ela teve uma EQM quando estava inconsciente. Se isso tiver acontecido com ela, será que também outras pessoas com Alzheimer ou que estão chegando ao fim da vida também não teriam experiências de quase morte não detectadas que poderiam causar um despertar espiritual?

Consciência

A localização da consciência é um dos maiores mistérios não desvendados de todos os tempos e continua a gerar debates acalorados. O mundo da medicina ocidental entende a consciência como uma função do cérebro. No entanto, nem todos concordam com essa visão. Rupert Sheldrake, biólogo renomado e controverso, membro do Instituto de Ciências Noéticas na Califórnia e ex-membro da Universidade de Cambridge, levantou a hipótese da existência de uma "mente estendida", na qual a consciência, ou a mente, existe tanto fora como dentro do cérebro.[9] A ideia da consciência existente fora do cérebro é substanciada por muitas pessoas que tiveram uma EQM. Segundo uma pesquisa realizada em 1975 por Raymond Moody, muitas pessoas que são declaradas clinicamente mortas – uma fase durante a qual seu cérebro "está inativo" (não mostra nenhuma atividade elétrica) – descrevem depois que estavam fora de seus corpos.[10] Frequentemente relatam, entre outras coisas, que olharam do alto para o que estava acontecendo em baixo e que viram e ouviram muitos detalhes, até mesmo o que estava acontecendo com seus próprios corpos

---

8. Raymond Moody, *Life After Life* (Nova York: Bantam, 1973).
9. Rupert Sheldrake, *The Sense of Being Stared At, and Other Aspects of the Extended Mind* (Nova York: Arrow Books, 2003).
10. Raymond Moody, A. *Life After Life* (Mockingbird Books, 1975).

e o que as pessoas disseram sobre isso. Geralmente, uma verificação desses relatos mostra que são inteiramente precisos.

A consciência é definida como "a intelecção ou percepção que uma pessoa tem de algo".[11] Portanto, se pessoas possuem intelecção e percepção sem ter atividade cerebral durante uma EQM, isso indica que sua consciência naquele momento não foi uma função de seu cérebro. Semelhantemente, pessoas com Alzheimer e outras pessoas no fim da vida, quando suas funções cognitivas já sofreram um grave declínio, ainda podem apresentar a intelecção e a percepção aguçadas. Isso também indica que a consciência não é inteiramente uma função do cérebro.

Pesquisadores como Lynne McTaggart[12] e Ervin László[13] descrevem a consciência como um campo *universal* de informações. Considerado nessa perspectiva, o cérebro individual torna-se um receptor e transmissor de informações de e para o campo universal. Quando imaginamos informações como um contínuo de frequências, então a frequência específica com a qual estamos sintonizados determinará nosso estado de consciência em um dado momento. Uma analogia seria ligar o rádio: escolhemos uma banda de ondas, sintonizamos uma frequência e escutamos as informações que estão vindo nesta frequência. Compreender a consciência em geral dessa maneira daria espaço para diferentes estados de consciência, até mesmo aqueles experimentados por pessoas com Alzheimer, neste e no Outro Mundo.

Transcendência

No mal de Alzheimer, o cérebro desintegra-se lentamente, causando um colapso gradual das capacidades físicas e mentais. Isso leva à dissolução do *self* – a perda da personalidade e do ego. Muda também a percepção do tempo, que já não é experimentado como linear. Em vez disso, passado e futuro deslocam-se ao presente, e existe somente o "agora". Estar inteiramente presente no "agora" e simultaneamente não ter um ego significa estar em um estado transcendental. Este é o estado que aqueles que buscam consciência procuram encontrar. É o que Eckhart Tolle ensina no seu importante livro *The Power of Now* (O poder do agora), de 1999.[14] Acredito que estar em um estado transcendental permite a pessoas com Alzheimer vivenciar experiências em outros níveis de consciência.

---

11. *Oxford Dictionaries*. Disponível em http://www.oxforddictionaries.com. Acesso em 20-2-2017.
12. Lynne McTaggart, *The Field: the Quest for the Secret Force of the Universe* (Nova York: HarperCollins, 2001).
13. Ervin László, *Science and the Akashic Field: an Integral Theory of Everything* (Rochester: Inner Traditions, 2004).
14. Eckhart Tolle, *The Power of Now: a Guide to Spiritual Enlightenment* (Novato: New World Library, 1999).

Outros mundos e universos paralelos

Minha mãe disse: "É difícil estar... trabalhar entre dois mundos". Um mundo que ela descrevia era o nosso mundo físico, no qual ela sofreu todas as perdas e limitações usuais do Alzheimer. No entanto, ela também falava sobre outro mundo, no qual estava completamente em paz, livre de preocupações e medos, e no qual sentia um amor universal por todos.

O conceito de que poderíamos existir em dois ou mais mundos simultaneamente não é somente uma concepção mística ou religiosa, ele tem base científica. Em 1933, Sir Oliver Lodge FRS,[15] um físico renomado, publicou a teoria de que, em plano micro, existem dois mundos: os átomos, que compõem a matéria, e o campo energético, um espaço aparentemente vazio que a cerca e a anima.[16] Nos anos de 1950, outro importante físico, Hugh Everett III, apresentou a hipótese de muitos mundos. Hoje, o multiverso e os universos paralelos (os vários universos dentro do multiverso) estão entre os temas de ponta da pesquisa científica. A hipótese do multiverso é apoiada por muitos dos melhores físicos do mundo, inclusive Stephen Hawking. Obras como o livro escrito por Brian Greene em 2011, *The Hidden Reality* (A realidade oculta), postulam que, segundo cálculos matemáticos, podemos na realidade existir simultaneamente em mais de um mundo.[17]

Embora não possamos provar que exista mais de um mundo, não podemos também provar o contrário. Por isso sugiro que, assim como os físicos, mantenhamos nossa mente aberta. Acredito que pessoas, quando estão em um estado alterado de consciência, como ocorre às vezes no estágio final de Alzheimer, estejam acessando alguma outra dimensão e que as informações ou a frequência de seu campo naquele momento determinará em qual Outro Mundo entrarão.

Revelações do Outro Mundo

Durante os últimos três anos e meio de sua vida, minha mãe descreveu seu progresso ao longo de várias fases e estágios. Isso me mostrou que morrer pode ser um processo inteligente. Procurei descobrir mais e fiquei maravilhada ao perceber que os estágios do processo de morrer que ela comentou comigo são os mesmos e ocorreram na mesma

---

15. FRS é a sigla de Fellow of The Royal Society, isto é, membro da sociedade real. (N.T.)
16. Oliver Lodge, "The Mode of Future Existence", em *The Queen Hospital Annual*, 1933.
17. Brian Greene, *The Hidden Reality: Parallel Universes and the Deep Laws of the Cosmos* (Nova York: Penguin, 2011).

ordem como os descritos por uma entidade de espírito, Michael, a uma médium neste mundo, Victoria Marina-Tompkins.[18] Contudo, há uma diferença: minha mãe tinha essas experiências enquanto estava aqui no ambiente físico, enquanto, segundo a entidade, essas mesmas fases ocorrem no Outro Mundo durante a intervida – o período depois da morte e antes da próxima vida.

Perto do fim de sua vida, minha mãe disse que havia entrado no primeiro de sete estágios, que parecia estar associado ao final do processo de morrer. Nunca havíamos discutido os sete estágios desse processo, e esse conceito certamente não havia feito parte de sua educação presbiteriana. Portanto, de onde veio esta informação? Como Helena Blavatsky apontou já em 1880, desde a Antiguidade o número sete é considerado sagrado e possui elevada importância em todas as grandes culturas e religiões.[19] Isso me sugeriu que minha mãe estaria sintonizada com um conhecimento sagrado que vinha diretamente de uma outra realidade. Será que o Alzheimer em seus últimos estágios abre um acesso direto ao Outro Mundo, que normalmente não nos está disponível? A meu ver, seria um instrumento perfeito para esse acesso. Se aceitarmos essa hipótese, poderíamos descobrir que pessoas com Alzheimer podem trazer o Outro Mundo até nós e nos ensinar. Ora, será que estamos prontos para ouvir e aprender?

Uma boa morte

As descobertas de pesquisas apresentadas neste capítulo podem confirmar que as experiências positivas que eu e minha mãe tivemos quando ela estava com o Alzheimer no estágio final não foram algo específico de nossa situação, mas são também uma possibilidade real para outras pessoas. Parece que muitas pessoas poderiam se aproximar da morte de uma maneira semelhante à aproximação maravilhosa vivida por minha mãe. No entanto, para que isso possa acontecer, devemos ouvir a sabedoria em meio à aparente incoerência, ter uma mente aberta para aquilo que a pessoa está dizendo, valorizar a pessoa e fazer tudo isso com um amor incondicional. Como mostra nossa história, quando realizamos essas atitudes, brota amor, e a janela para o Outro Mundo pode se abrir e revelar-nos os mistérios ocultos.

---

18. Victoria Marina-Tompkins, "The Seven Transitional Stages During the Astral Interval", 2000. Disponível em: http://www.flightofthehawk.com/Articles/archives/astralplane.html. Acesso em 20-2-2017.
19. Helena Petrovna Blavatsky, The Theosophist, junho de 1880. Disponível em http://www.theosociety.org/pasadena/theosoph/theos-hp.htm. Acesso em 20-2-2017.

Minha conclusão é a de que o Alzheimer, sendo uma experiência prolongada de fim da vida na qual as pessoas têm estados alterados de consciência e experimentam outra realidade, é o veículo perfeito para preparar-se para a morte e o Outro Mundo, e pode ser um processo maravilhoso quando há amor.

UM CAMINHO POSITIVO À FRENTE: CUIDAR COM CONHECIMENTO E COMPREENSÃO

*"É precioso, Margaret, e não deve ser ignorado.
Você pode contar isso a outras pessoas."*

Pat

Agora chegou a hora de aplicar aquilo que aprendemos aos cuidados dispensados a pessoas com Alzheimer. Este capítulo oferecerá novas percepções e conceitos inovadores, bem como uma gama de informações úteis, e servirá como um guia abrangente para familiares, profissionais da saúde e educadores. Articula o que aprendi na nossa jornada do coração e da alma, com pesquisas no campo dessa enfermidade, informações fornecidas por especialistas médicos e não médicos, bem como organizações voltadas para o Alzheimer. Aplicar esse conhecimento e essa compreensão ao trabalho com o Alzheimer trará o melhor desfecho possível para todos e ajudará a liberar alguns dos dons até então ocultos da doença.

(*Observação*: o contexto de algumas das informações disponibilizadas neste capítulo está exposto no capítulo anterior.)

Fatos sobre o Alzheimer

O que é Alzheimer?

Como consta na Introdução deste livro, Alzheimer é o tipo mais comum de demência, perfazendo de 60% a 80% dos casos. É importante, porém, que seja estabelecido um diagnóstico correto, pois existem muitos tipos de demências que se manifestam de maneiras diferentes. O Alzheimer é uma desordem neurodegenerativa que causa danos a áreas cerebrais que resultam em uma ampla série de deficiências neurológicas e físicas. A doença é progressiva e pode durar em torno de cinco a vinte e cinco anos, antes de ceifar finalmente a vida dos acometidos pelo Alzheimer.

Sintomas do Alzheimer

Os sintomas variam de acordo com o estágio da doença, bem como de pessoa para pessoa. No entanto, os seguintes sintomas são em algum momento comuns a todos que sofrem de Alzheimer: esquecimentos, ansiedade, incapacidade de resolver tarefas complexas da vida, como vestir-se e cuidar da higiene pessoal, perda de mobilidade, rigidez e perda total ou parcial da fala. As funções do cérebro desaceleram. As pessoas perdem a percepção de tempo linear e experimentam um sentido reduzido de *self* e uma perda de identidade.

Sete estágios do Alzheimer

É deprimente ler uma descrição dos sete estágios do Alzheimer, mas é importante identificar o estágio em que uma pessoa se encontra em um determinado momento, para entender o que está acontecendo, oferecer o cuidado mais adequado e lidar bem com as expectativas. No diagnóstico, utiliza-se amplamente a Escala Global de Deterioração, com seus sete estágios[1] apresentados a seguir. Como o Alzheimer é uma doença neurológica progressiva, os sintomas são muitos e variados. A duração dos sete estágios pode ser de sete anos ou mais, mas nem todas as pessoas vão viver até o estágio final.

Estágio 1: normal

Como o termo indica, é o estágio antes que os sintomas se manifestem.

Estágio 2: esquecimento normal na velhice

É experimentado pela maioria das pessoas acima de 65 anos. Pode incluir esquecer nomes e lugares onde objetos foram deixados, bem como dificuldades para encontrar a palavra certa ao falar.

Estágio 3: deficiência cognitiva moderada

As mudanças neste estágio são sutis. As pessoas podem repetir perguntas e ter dificuldade para dominar novas habilidades e realizar atividades que poderiam ter feito no passado. Isso pode levar a uma ansiedade crescente.

---

1. New York University's Aging and Dementia Research Center.

Estágio 4: mal de Alzheimer leve

As dificuldades são mais pronunciadas, o que torna o diagnóstico mais fácil. As pessoas manifestam uma capacidade reduzida de resolver tarefas cotidianas complexas, como cuidar de suas finanças e planejar e preparar refeições, às vezes também escrever a data correta. Ajuda prática e compreensão são necessárias neste estágio.

Duração: aproximadamente dois anos.

Estágio 5: mal de Alzheimer **moderado**

As pessoas correm risco, de modo que não são mais capazes de viver independentemente. Estão mais esquecidas, precisam de assistência para escolher a roupa que devem usar, fazer pagamentos, obter alimentação adequada, etc. Estão vulneráveis à ação de aproveitadores. De novo, há a necessidade de ajuda prática e de compreensão dos problemas, inclusive emocionais.

Duração: aproximadamente dezoito meses.

Estágio 6: mal de Alzheimer **moderadamente grave**

No estágio 6, requer-se assistência profissional, e a melhor forma de dispensá-la pode ser em uma casa de repouso. Esse estágio tem cinco subestágios, com duração total de aproximadamente 36 meses:

a. Necessidade de ajuda para escolher roupas e vesti-las.

b. Incapacidade de avaliar corretamente a temperatura da água de banho e de tomar banho sozinho.

c. Necessidade de ajuda para a higiene pessoal em geral, inclusive ao usar o toalete.

d. Incontinência dupla. Consciência limitada do endereço atual ou das condições climáticas.

e. Dificuldade em reconhecer corretamente membros da família e frequente confusão do cônjuge com outra pessoa.

Estágio 7: mal de Alzheimer grave

Muitas pessoas não chegam a este estágio, mas quem o alcança precisa de cuidados profissionais 24 horas por dia. Há seis subestágios. As mudanças mais pronunciadas são neurológicas, e isso se manifesta de muitas maneiras, particularmente na perda do controle muscular e na crescente rigidez.

a. A fala diminui acentuadamente, para uma meia dúzia de palavras. Duração: aproximadamente um ano.

b. A fala é ainda mais comprometida, reduzida para uma única palavra ou, às vezes, nenhuma. Duração: aproximadamente dezoito meses.

c. As pessoas são incapazes de moverem-se independentemente. Duração: aproximadamente um ano.

d. As pessoas são incapazes de ficarem sentadas sem apoio. Perdem também a capacidade de sorrir. Duração: aproximadamente um ano.

e. A rigidez nas expressões faciais causa a impressão de que as pessoas estejam fazendo caretas. Duração: aproximadamente dezoito meses.

f. Vulnerabilidade para pneumonia. Perda de controle do pescoço e incapacidade de erguer a cabeça. Duração: indeterminada.

Ajuda para quem tem Alzheimer: condições de cuidados essenciais

Há certas condições centrais que determinam todos os cuidados dados a pessoas com Alzheimer.

Bem-estar

Proporcionar uma sensação de bem-estar é uma condição central para qualquer pessoa com Alzheimer. Muitos parentes oferecem cuidados excelentes em casa e vivem lutando enquanto a doença progride, porque hesitam em relegar seus entes queridos a uma casa de repouso. No entanto, chegará o momento em que uma casa de repouso pode ser a melhor opção para o bem-estar de *todos* os envolvidos. Uma boa residência especializada pode oferecer os serviços profissionais necessários, um ambiente seguro e, assim esperamos, cuidados compassivos e carinhosos. Esse ajuste permite que os familiares voltem a cuidar de suas próprias necessidades e os libera para se envolver de uma nova maneira com seus entes queridos.

Conexão

A conexão é fundamental para qualquer bom relacionamento, e especialmente importante para pessoas com Alzheimer. Não se trata apenas *daquilo* que dizemos – o mais importante é *como* comunicamos o que estamos sentindo. Isso se expressa por meio de nosso olhar, do tom da voz e das expressões faciais.[2]

Pessoas com Alzheimer perdem suas inibições e podem ser muito diretas e explícitas. Para nos conectar com elas de uma forma que entendam, às vezes precisamos abandonar nossa "zona de conforto" e entrar no seu mundo. Isso provavelmente requer que sejamos flexíveis naquilo que fazemos e como fazemos. Veja a seguir algumas orientações básicas para se conectar com as pessoas com Alzheimer.

- Sente-se no mesmo nível que elas.
- Olhe para elas.
- Pare! Esteja ciente do que você está sentindo.
- Se você estiver sentindo compaixão, abra seu coração.
- Diga-lhes que você as ama e se preocupa profundamente com elas (se você sentir isso).
- Dedique-lhes 100% de sua atenção.
- Sorria e aperte suas mãos, ou faça outro gesto apropriado, para que sintam seu toque empático.

---

2. Joseph O'Connor & Ian McDermott, *Principles of NLP* (Londres: Singing Dragon, 2013).

- Se ainda puderem falar, faça perguntas sobre elas mesmas de maneira gentil e sensível. Explique que você gostaria de saber o que estão sentindo e em que estão pensando. Diga-lhes que não há problema se não responderem.

- Se não conseguem mais falar, há outras maneiras de se conectar com essas pessoas. Elas sentirão e saberão que você está tentando se comunicar, e seu coração vai falar a você por meio de seus olhos. Esses podem ser os momentos mais preciosos e curadores de todos. Para pessoas com Alzheimer, os familiares são importantes – por isso, não confunda alguma falta de reconhecimento com indiferença. No nível do coração, os laços permanecerão fortes para sempre.

Carl Rogers, o fundador da Psicologia Humanista e da Abordagem Centrada na Pessoa, elaborou diretivas para o relacionamento humano que são úteis para todos. Embora tenha se referido primeiramente ao relacionamento terapêutico, ele acreditava que os mesmos princípios poderiam ser aplicados a todos os relacionamentos humanos. Ele disse que é a *qualidade* do relacionamento que conta realmente, e concluiu que pelo menos três condições são necessárias:[3]

- Olhar incondicionalmente positivo: sempre ver o melhor na pessoa.

- Compreensão empática: escutar com completa atenção e com todos seus sentidos.

- Congruência: ser autêntico, real e sincero. Seja verdadeiro consigo mesmo.

Presença

Em cada relacionamento, estar inteiramente presente quando estamos com a outra pessoa é o aspecto decisivo que permite a verdadeira conexão, e isso é particularmente importante no caso de pessoas com Alzheimer. Quando nós estamos presentes, também a pessoa com Alzheimer estará presente conosco. Por causa das mudanças no cérebro que acarretam uma desaceleração geral, elas podem até mesmo estar mais presentes no momento atual, mais presentes até do que nós mesmos.

---

3. Carl Rogers, *Way of Being* (Boston: Houghton Mifflin, 2016).

Compaixão e amor

Compaixão é uma reação ao sofrimento de outra pessoa e requer um estado empático. Assim, presenciar o sofrimento de alguém com Alzheimer naturalmente suscita sentimentos de compaixão. Sentir compaixão abre nossos corações para o amor, que é aquilo que as pessoas com Alzheimer mais precisam – não só receber, mas também dar amor. E o amor pode ser expresso de muitas maneiras: verbal e não verbal, inclusive por toques gentis.

Um acompanhante de confiança

Quando alguém perdeu o controle e não pode mais gerenciar as tarefas rotineiras diárias, essa pessoa precisa de um acompanhante de confiança. Isso foi defendido por Naomi Feil, a fundadora da Terapia de Validação.[4] Idealmente, esse acompanhante já deveria conhecer a pessoa e ser capaz de se relacionar compassivamente com suas circunstâncias pessoais e sua história. O acompanhante não precisa ser um profissional da área. Tudo o que precisa é estar presente, conectar-se de coração aberto, escutar de mente aberta e reagir de forma compassiva e sem julgamento.

Validação

Feil reconheceu a necessidade da validação de pessoas com Alzheimer e foi uma pioneira em promover essa conduta. Às vezes, oferecer validação, um reforço positivo, pode acontecer de modo muito espontâneo, mas outras vezes, quando as pessoas dizem algo com que não concordamos, pode ser difícil. No entanto, é importante lembrar que, para uma pessoa com Alzheimer, aquilo que está experimentando é real para ela. Podemos validar a experiência da pessoa, sem comprometer nossa própria posição, por meio de formulações conscienciosas, como: "Isso parece algo muito especial... para você" – e dizê-lo sinceramente.

---

4. Naomi Feil, *The Validation Breakthrough: Simple Techniques for Communicating with People with Alzheimer's and Other Dementias* (Towson: Health Professions Press, 2002).

Comunicar-se com pessoas que têm Alzheimer

Nossa conexão com outras pessoas ocorre por meio da comunicação. A boa comunicação é central em qualquer relacionamento, mas especialmente naqueles com pessoas que têm Alzheimer. Ora, como podemos nos conectar com alguém que não está se comunicando conosco com clareza? Isso pode ser como tentar conversar em um idioma estrangeiro que não entendemos. Esta seção sobre a comunicação visa a ajudar a traduzir esse "idioma estrangeiro" e gerar maior entendimento daquilo que está acontecendo durante essas comunicações.

Comunicação dotada de sentido

Minha mãe disse: "Você fala comigo. Ninguém mais fala comigo". Evidentemente, outras pessoas falavam com ela, mas ninguém conversava de maneira que fizesse sentido a ela e a fizesse perceber que a entendiam. A Dama Cicely Saunders, pioneira no Reino Unido do movimento de cuidados paliativos e do movimento de morrer conscientemente, conta que, certa vez, ela perguntou a um homem que sabia que estava morrendo o que ele mais precisava de todos que estavam cuidando dele. Sua resposta foi simples: ele quis que lhe dessem a impressão de que tentavam entendê-lo.[5]

Comunicação dotada de sentido é extremamente importante nos cuidados dispensados a pessoas com Alzheimer. Como podemos nos comunicar de uma forma dotada de sentido com pessoas que têm Alzheimer, quando não entendemos o que dizem ou fazem? Para saber em que estão pensando e o que estão sentindo, precisamos ser flexíveis e passar a usar seu mapa, viajar com elas em seu mundo e responder a partir dessa posição, em vez de tentar impor-lhes nossas visões racionais. Ao agir assim, perceberemos que estamos entrando em um novo mundo, um mundo que é maravilhosamente criativo e repleto de momentos inesperados. Você está disposto a viver essa aventura?

Comunicação não verbal

Para pessoas com Alzheimer, a comunicação não verbal é mais importante do que a comunicação verbal. Ela inclui: expressão facial (particularmente os olhos); tom, velocidade e volume da voz; toques e gestos. Tudo isso comunica o que estamos sentindo, os

---

5. Cicely Saunders, *The Care of the Dying Patient and His Family* (Londres: The London Medical Group, 1975).

sentimentos são o que mais importa. Portanto, estarmos mais cientes de nossa comunicação não verbal é mais eficaz para alcançar pessoas com Alzheimer do que aquilo que dizemos, e permitirá uma conexão mais profunda e dotada de mais sentido.

Empatia

A capacidade de sintonizar-se e de entender os sentimentos da outra pessoa é um aspecto importante de qualquer relacionamento. No entanto, a empatia é de particular importância quando nos comunicamos com pessoas que têm Alzheimer, porque, como já dissemos no capítulo anterior, elas desenvolvem uma maior capacidade de empatia à medida que suas habilidades cognitivas declinam, e isso aumenta exponencialmente enquanto a doença progride. Isso significa que pessoas com Alzheimer se tornam cada vez mais sensíveis para nuances de expressão e os sentimentos de outras pessoas e, se estiverem capazes, vão nos comunicar o que sentem de forma muito direta. Isso pode ser embaraçoso para nós, já que não estamos acostumados a ouvir essa sinceridade emocional, mas podemos aprender a aceitá-la delicadamente.

Como já vimos, quando pessoas com Alzheimer experimentam empatia e percebem o que estamos sentindo, elas refletem nossos sentimentos de volta para nós – elas nos mimetizam. É isso que Virginia Sturm descreve como "contágio emocional" (ver capítulo anterior), que ocorre verbal e não verbalmente, resultando no desenvolvimento de um relacionamento empático. Como temos mais controle consciente do que elas, somos nós que determinamos em grande parte o tom emocional do relacionamento. Isso nos deixa com uma enorme responsabilidade, e espero que sejamos capazes de sentir amor e compaixão em nossos corações e de reagir positivamente. No entanto, precisamos ser sinceros acerca de nossos sentimentos, pois a pessoa saberá o que estamos sentindo, ainda que não o digamos.

Toque

Pessoas com Alzheimer podem se beneficiar profundamente de toques, por exemplo, um tapinha leve no braço, para se sentirem tranquilizadas, ou uma massagem completa nos pés ou nas mãos. Esses toques liberam oxitocina, um neurotransmissor que traz sensações de bem-estar.[6] Portanto, pode realmente contribuir para o relaxamento da pessoa.

---

6. Kerstin Uvnas Moberg, *The Oxytocin Factor: Tapping the Hormone of Calm, Love and Healing* (Cambridge: Da Capo Press, 2003).

(*Observação*: sempre peça licença antes de fazer qualquer tipo de massagem e diga à pessoa que, em qualquer momento, ela pode pedir para parar, com palavras ou gestos. Quando você aplica algum toque terapêutico, monitore as reações da pessoa e, se você tiver alguma dúvida, verifique com ela como está se sentindo.)

Comunicação verbal

A comunicação verbal com pessoas que têm Alzheimer é notoriamente difícil. Muitas vezes, dizem algo que não faz sentido para nós. Ficamos sem saber como responder, e muito menos como responder de forma que faça sentido para elas. Quando não conseguem encontrar a palavra que gostariam de usar, podem substituí-la por uma palavra que possui o mesmo sentido ou um semelhante, mas é geralmente usada em um contexto diferente, de modo que também isso não nos ajuda.[7] Refletir sobre os significados e as associações de uma palavra que nos confunde poderá dar uma pista sobre a intenção da pessoa que a usa.

Pessoas com Alzheimer muitas vezes usam metáforas, e isso é algo de sentido muito rico. Minha mãe disse: "Ontem à noite, Margaret saiu com alguma coisa em seu ouvido". Quando perguntei o que ela quis dizer, ela respondeu: "As coisas que eu lhe disse". Comentando sobre os residentes que iam para seus quartos à noite, minha mãe disse: "É elástico". A palavra que ela estava procurando foi provavelmente "flexível", mas como não conseguiu encontrá-la, usou uma palavra que significa a mesma coisa, em um contexto diferente. Portanto, seja curioso e explore com essas pessoas seus mundos poéticos. Abra um diálogo. Faça-lhes perguntas, gentilmente.

Comunicação a distância

Não é possível estar com nossos entes queridos o tempo todo. Embora não substitua a presença física, falar ao telefone é uma forma de manter o contato, se as pessoas ainda podem falar. No telefone, é importante que você se lembre de expressar sentimentos por meio do tom da voz, e também em palavras.

---

7. John Killick & Kate Allan, *Communication and the Care of People with Dementia* (Maidenhead: Open University Press, 2001).

Franqueza

Por causa de seus danos cerebrais, pessoas com Alzheimer são muito diretas em sua comunicação e nos dizem exatamente em que estão pensando e o que estão sentindo. Os filtros aplicados por nós para moderar nossos pensamentos, para que estejam socialmente aceitáveis, já não funcionam mais em pessoas com Alzheimer. O resultado pode ser que nos digam coisas muito positivas – ou o contrário. Portanto, previna-se, você ouvirá a verdade. Escute e responda com compreensão.

Ainda pensando

Quando pessoas não podem se lembrar daquilo que acabam de dizer ou são incapazes de falar, é fácil assumir que também não são capazes de pensar. Questiono esta hipótese por causa daquilo que minha mãe me disse. Ela fazia uma distinção entre pensamentos e memória. Ela disse: "Eu sei que meus pensamentos estão claros. Fico confusa quando não consigo me lembrar". Ao fim de sua vida, quando falava menos e principalmente não por iniciativa própria, muitas vezes perguntava-lhe em que ela estava pensando, e minha pergunta fazia com que ela me falasse a respeito. Por isso, recomendo que mantenhamos nossa mente aberta sobre o que as pessoas estão pensando. Podemos questioná-las, e faremos bem em estar preparados para as surpresas de suas respostas.

Mantendo a janela aberta

Em estágios avançados do Alzheimer podemos continuar, gentilmente, a fazer perguntas como: "Em que você está pensando?" e "Como você está se sentindo?". Isso pode às vezes estimular as pessoas a se relacionarem conosco se puderem e quiserem, e assim elas sabem que ainda estamos interessados nelas. Também é bom fazer perguntas como: "Você está sentindo alguma dor?" ou "Você precisa de alguma coisa?" e monitorar a resposta. As coisas mudam, e informações podem não ser dadas espontaneamente quando não perguntamos por elas.

Comunicação energética sutil

A maioria das pessoas não está ciente da energia sutil que perpassa e cerca o corpo físico, mas pessoas com Alzheimer, quando estão frágeis, podem estar mais sensíveis a ela. Como afirmou Barbara Brennan, uma física e curadora espiritual estadunidense, no seu livro de 1987, *Hands of Light* (Mãos de luz), conectar-se com o campo energético de outra pessoa, em um clima de amor e luz, muda a energia do campo dela, e a pessoa sente os benefícios disso física e emocionalmente.[8] Até mesmo quando as pessoas não podem mais falar, podem ainda desfrutar desse tipo de conexão energética curadora. Você não precisa ser um "curador" para fazê-lo. Simplesmente pare, acalme-se, centre-se e imagine a pessoa banhada em um mar de amor e luz, por um breve momento. Experimente! Você descobrirá que é muito relaxante também para você.

Compreender memórias e emoções

Memórias e emoções estão intrinsicamente conectadas, também no caso de pessoas com Alzheimer, até mesmo quando alguma parte de sua memória está prejudicada. Saber dessa conexão pode nos ajudar a entender melhor o que lhes está acontecendo e, assim, melhorar a qualidade de suas vidas.

Memória

A memória de curto prazo é processada no cérebro pelo hipocampo. Nele são arquivadas novas informações. Quando esse sistema não funciona plenamente, como no caso de Alzheimer, as informações que estão chegando são arquivadas às vezes de forma incorreta, e por isso não podem ser encontradas facilmente. No entanto, pessoas que parecem ter perdido sua memória de curto prazo podem em geral ainda acessar sua memória de longa duração. Podemos ajudá-las a se sentirem conectadas com suas vidas também agora, ao contemplar e comentar coisas do passado, especialmente coisas que possuem um sentido particular para elas. Saber que ainda conseguem se lembrar de algumas coisas é muito tranquilizador para pessoas que perderam a memória de curto prazo.

---

8. Barbara Brennan, *Hands of Light: a Guide to Healing Through the Human Energy Field* (Nova York: Bantam, 1987).

Como já vimos (no capítulo anterior), não só a memória emocional parece permanecer intacta em pessoas com Alzheimer, como também elas podem continuar a aprender com suas experiências emocionais até muito próximo do fim de suas vidas. Por isso é bom revisitar com essas pessoas coisas do passado que possuem para elas um valor emocional, como pessoas, animais de estimação, lugares, fotos, canções e poemas.

Paisagem emocional em mutação

No Alzheimer, sentimentos são de suma importância, mas o tipo de emoções expressadas vai diferir de pessoa para pessoa, e mudará em cada estágio da doença.

Nos estágios iniciais, surgirão provavelmente sentimentos de ira, por causa da luta interior que ocorre quando as pessoas estão perdendo sua memória e a capacidade de lidar com as situações vivenciais, mas ainda estão desesperadamente tentando preservar algum grau de controle em suas vidas. Esse pode ser um tempo muito difícil para quem cuida delas.

À medida que a doença progride e as pessoas perdem suas memórias e seu senso de identidade, entram em uma nova fase em que a estrutura mental, que antes as havia apoiado, deixa de funcionar eficazmente. Isso parece uma situação muito estranha e assustadora. O que as pessoas experimentam nessa fase? A natureza tem pavor do vácuo – por isso, algo vai preencher o vazio. Ora, que tipos de sentimentos fluirão para dentro dessa lacuna: memórias dolorosas reprimidas do passado, pensamentos aleatórios que simplesmente surgem do nada e passam, sentimentos bons ou ruins? A retenção da memória emocional poderia explicar parte da conduta inesperada e perturbadora exibidas por algumas pessoas com Alzheimer. Proponho que escutemos e tentemos ajudar as pessoas a reconhecerem seus sentimentos, para que seu passado possa ser curado.

Curando o passado

Quando memórias afetivas difíceis vêm à tona, o que devemos fazer? Passar rapidamente para outro assunto ou escutar e reconhecer o que está sendo dito ou expressado? Acredito que a última atitude seja necessária, e aqui reside uma importância decisiva do papel de um acompanhante de confiança – de alguém que escute e testemunhe enquanto a pessoa desabafa e procura redenção. Uma abordagem útil é empregar princípios como os usados na Programação Neurolinguística (PNL). Você pode dizer à pessoa: "Você fez o melhor que conseguiu fazer naquele tempo – se você pudesse ter feito algo melhor, o teria feito". Se você pensar bem, essa afirmação é certa. Em retrospectiva, é fácil dizer que você deveria ter dito ou feito algo diferente, mas, na época, você não teve o conhecimento ou os recursos para fazê-lo. Evidentemente, essa aceitação pode ser aplicada a qualquer pessoa, até mesmo a você. Quando essa afirmação é verbalizada com autêntico amor e compreensão, frequentemente será o necessário para libertar a pessoa de seus antigos sentimentos de culpa ou vergonha. Depois, pode-se conversar sobre um caminho mais positivo no futuro. Quando antigas questões emocionais forem esclarecidas e curadas, a pessoa estará livre de seus fardos e poderá seguir adiante, experimentando sentimentos bons.

Impacto das mudanças sobre o cérebro

Quase todos os problemas que surgem no Alzheimer têm suas raízes na interrupção do funcionamento de partes do cérebro, inclusive os já mencionados nos capítulos anteriores. Com o tempo, a enfermidade difunde-se e afeta um número crescente de áreas. As áreas concretas atingidas e a duração das fases variam levemente de pessoa em pessoa, de modo que não são inteiramente previsíveis. Mais cedo ou mais tarde, porém, todos os sintomas comuns manifestar-se-ão. Os comportamentos e padrões de pensamento anômalos descritos a seguir são usuais em pessoas com Alzheimer, e oferecerei algumas sugestões para reagir a eles.

Repetição

A repetição é um traço comum em pessoas com Alzheimer e é causada por danos no lóbulo frontal. Pode se manifestar na forma de dizer a mesma coisa várias vezes ou de realizar movimentos repetitivos. Estar com alguém que haja dessa forma pode ser difícil até mesmo para a pessoa mais paciente do mundo. É como se o cérebro estivesse encalhado em um buraco, sem que a pessoa percebesse e pudesse avançar. Da nossa parte, pede uma paciência extrema.

Fixação

Conforme a atividade do cérebro desacelera, as pessoas com Alzheimer fixam-se em tudo que estão contemplando e, à medida que a doença progride, aumenta o tempo pelo qual permanecem com o olhar fixo em algo. No entanto, em vez de apressá-las, podemos também desacelerar e desfrutar do tempo que passamos, olhando com elas para alguma coisa. Quando você fala com uma pessoa com Alzheimer em estágio final, é provável que ela se fixe em seus olhos ou sua boca e talvez faça comentários sobre eles.

Ignorando erros

As pessoas com Alzheimer dizem e fazem muitas vezes coisas que são bizarras e irracionais, mas as ignoram completamente – elas não percebem que estão dizendo algo sem sentido ou fazendo algo que não é normal. Por isso, não convém apontar seus erros ou as contradizer, pois essa reação apenas traz mais aflição. De novo, isso exige paciência.

Percepção equivocada do tempo

À medida que a doença progride, as pessoas com Alzheimer perdem seu senso de tempo linear e muitas vezes não diferenciam entre passado, presente e futuro. Todo tempo desemboca no presente. Isso pode nos confundir, mas, quando estamos cientes disso, é possível encontrar dicas sobre o esquema de tempo que estão usando naquilo que estão dizendo. Portanto, tente descobrir dicas e faça perguntas gentis.

Percepção equivocada da idade e da capacidade

De vez em quando, as pessoas com Alzheimer experimentam-se como eram no passado, e não como estão na atualidade. Isso leva a expectativas completamente irreais acerca daquilo que podem fazer, e precisamos amparar essas situações com firmeza e amabilidade. No entanto, elas também podem ter suas vantagens. Se as pessoas estiverem desfrutando de um período em suas vidas em que estavam jovens e em boa forma, falar sobre isso pode lhes proporcionar algum alívio de suas deficiências e limitações atuais. Também pode ser uma oportunidade para se relacionar com elas dentro de seu esquema temporal de uma maneira dotada de sentido.

Interrupção intermitente

Para as pessoas com Alzheimer, a interrupção da função cerebral é frequentemente intermitente. Isso significa que, em um dia, podem estar bem e bastante lúcidas e, em um outro dia, fracas e menos coerentes, e, depois, de novo bastante lúcidas. As coisas não progridem em uma linha reta.

Um motivo comum para fases "em baixa" são infecções. Sabemos bem que a função do cérebro pode ser gravemente afetada por problemas como uma infecção do sistema urinário (ISU), que é muito comum em pessoas com Alzheimer em estágios avançados. Por isso é importante manter a mente aberta e verificar como a pessoa está se sentindo, sempre lembrando que tudo pode mudar em ambas as direções.

Variação da capacidade

Já que as interrupções no cérebro são intermitentes, as pessoas com Alzheimer têm fases em que podem realizar algo e outras em que não conseguem. É importante estar ciente disso e não presumir que sejam incapazes o tempo todo. Por isso, dê-lhes a oportunidade de fazer alguma atividade e verifique suas capacidades sensivelmente, sem submetê-las a nenhuma tensão.

Reagindo a estados alterados de consciência

As pessoas com Alzheimer, particularmente nos estágios mais avançados, ocasionalmente experimentam algo que eu gostaria de chamar de estados alterados de consciência, indo de um estado de extrema lucidez ao desligamento deste mundo para outro que nos é absolutamente alheio. É importante que reconheçamos esses estados diferentes e os entendamos, para que possamos lidar com nossas expectativas e reagir adequadamente.

Lucidez

Quando as pessoas estão debilitadas e quase não podem falar, é muito surpreendente quando, de repente, do nada, manifestam lucidez: elas percebem a verdade e veem tudo com grande clareza. Naturalmente, quando isso acontece, enchemo-nos de esperança de que sua situação tenha melhorado. No entanto, trata-se de um estado de consciência temporariamente alterado que, segundo a experiência, ocorre com maior frequência próximo ao fim da vida, e não somente em pessoas com Alzheimer.[9] Quando as pessoas estão nesse estado profundo, deveríamos dar atenção àquilo que nos dizem e as validar.

Outros mundos

As pessoas com Alzheimer no estágio final às vezes parecem deslizar para uma outra dimensão de consciência. Se tiverem perdido a maior parte de sua faculdade de fala, e as poucas coisas que nos dizem não fazem sentido para nós, é fácil desconsiderá-las. No entanto, minha mãe conseguia falar e comentava-me sobre suas experiências extremamente positivas no Outro Mundo: a ausência de constrangimentos e preocupações, sua grande liberdade de pensamento e seus sentimentos de pura paz e amor universal.

Como deveríamos reagir às pessoas quando parecem estar experimentando esse Outro Mundo? Para elas, o Outro Mundo é real e, por isso, deveríamos validar suas experiências, até mesmo se não forem reais para nós. Se fizermos isso, podemos nos surpreender com aquilo que nos contam. Podemos aprender com elas.

Outros elementos fundamentais para cuidar das pessoas

Há muito que podemos fazer para melhorar a qualidade de vida das pessoas com Alzheimer, tanto quando vivem em suas próprias casas como quando residem em uma casa de repouso. Isso inclui oferecer-lhes atividades criativas, passeios, exercícios, hidratação apropriada, remédios naturais e visualizações, como veremos a seguir.

Atividades criativas

As pessoas com Alzheimer desfrutam profundamente de todos os tipos de atividades criativas: canto, música, poesia, dança, arte, confeccionar objetos, jardinagem, culinária, etc. Isso se deve a uma série de razões. Nessas pessoas não funciona mais o filtro entre pensamentos e percepções, de um lado, e o mundo externo, do outro. Por isso, suas experiências de estímulos externos são mais diretas. Suas sensações emocionais continuam, e elas podem se lembrar de coisas do passado que tiveram um sentido emocional para elas. Por

---

9. Peter Fenwick, P. & Elizabeth Fenwick, *The Art of Dying* (Londres: Bloomsbury, 2008).

exemplo, são particularmente boas em lembrar melodias e letras de canções.[10] Já que as atividades de seu cérebro desaceleraram, elas precisam de tempo para apreciar a beleza da natureza e se comoverem com ela. Minha mãe continuou a amar a dança e o movimento, e encontrava nisso grande prazer, até quando não podia mais participar fisicamente. Foi uma surpresa para ela mesma e para nós quando descobri que ela podia ler poesia com sentido, até mesmo quando já não podia se lembrar de algo que havia dito pouco antes em conversas normais. Criar o tipo de estímulo que condiz com os interesses individuais da pessoa melhorará amplamente sua qualidade de vida, e familiares e amigos podem contribuir especialmente nessa área.

John Killick, poeta e pesquisador da linguagem de pessoas com demência, descobriu que as artes, particularmente a expressão verbal, oferecem uma maneira muito direta e dotada de sentido pela qual as pessoas com demência podem se comunicar.[11] Outro pesquisador, John Zeisel, autor de *I'm Still Here* (Ainda estou aqui) e inovador no tratamento não farmacológico de Alzheimer, mostrou que sensações de bem-estar podem ser melhoradas em pessoas com Alzheimer ao lhes oferecer ambientes cuidadosamente planejados e atividades criativas.[12]

Saídas e passeios

É muito benéfico levar pessoas com Alzheimer a lugares que conhecem e amam. Sair rompe com a monotonia de estar em casa ou na casa de repouso e oferece o estímulo muito necessário que vem do mundo exterior. Contudo, saídas precisam ser planejadas cuidadosamente, e preparar uma pessoa e levá-la para fora de casa exige tempo e esforço. O passeio também precisa ser adaptado às capacidades da pessoa, para que tanto ela como você estejam seguros. Lembre-se de que residentes de uma casa de repouso precisam da autorização da pessoa responsável para sair.

---

10. Consulte informações sobre *Singing for the Brain* (serviço promovido pela Alzheimers' Society que estimula atividades de canto em grupo para as pessoas acometidas pela doença) em www.alzheimers.org.uk.
11. John Killick, *Creativity and Communication in Persons with Dementia* (Londres: Jessica Kingsley Publishers, 2011).
12. John Zeisel, *I'm Still Here: a New Philosophy of Alzheimer's Care* (Nova York: Penguin Books, 2011).

Exercícios

Todo exercício que ative o cérebro e o corpo ajuda as pessoas com Alzheimer, e casas de repouso costumam empregar coordenadores de atividades especialmente treinados, que promovem sessões regulares de exercícios em grupo para residentes. As atividades são concebidas de tal forma que podem ser realizadas por pessoas sentadas e com mobilidade reduzida.

Hidratação

É comum que as pessoas com Alzheimer fiquem desidratadas, e isso é problemático porque prejudica o funcionamento do cérebro e do corpo. Nos estágios mais avançados do Alzheimer, quando já não conseguem ingerir líquidos sozinhas, as pessoas precisam de ajuda, e oferecê-la exige muito tempo de quem cuida delas. É difícil também manter um registro exato dos líquidos tomados, de modo que as pessoas facilmente podem ficar sem a quantidade necessária.

Aproveite todas as oportunidades para oferecer a uma pessoa idosa algo para beber, de preferência água, e verifique regularmente se o líquido ingerido é suficiente, especialmente quando a pessoa já não pode pedir para hidratar-se ou fazê-lo sem ajuda.

Tratamento médico e remédios naturais

Até o presente momento, não existe tratamento médico eficaz ou cura para o Alzheimer, mas, para algumas pessoas, certos remédios naturais comprovadamente ajudam a desacelerar alguns dos sintomas. Por exemplo, pesquisas realizadas na Universidade de Newcastle em 2003 mostraram que a erva-cidreira (*Melissa officinalis*) e a sálvia (*Salvia officinalis*) ajudam a melhorar a memória. Como sempre, procure orientação profissional antes de iniciar um programa de tratamento. Manter na medida do possível um estilo de vida saudável é sempre a melhor iniciativa.

Cuidando de você

Quem está cuidando de você? Se você é um cuidador profissional, você pode estar trabalhando longas horas, realizando um trabalho realmente desgastante e recebendo pouca gratificação financeira ou reconhecimento. Se você é um membro da família, as exigências que se apresentam podem ser como um poço sem fundo. Seja qual for sua situação, é muito importante que você saia de vez em quando do papel de cuidador, avalie a situação e reconheça do que *você* precisa – também você necessita encontrar um caminho positivo adiante. Portanto, seja gentil consigo mesmo e tire tempo para si. Você é uma pessoa muito importante – talvez até mesmo um anjo!

Mantenha um relatório

Recomendo enfaticamente manter algum tipo de diário em que você registre as coisas que seu ente querido diz e faz, adicionando fotos e outras recordações. Você poderia gravar a voz da pessoa ou um momento em que vocês cantam juntos. Faça qualquer coisa que tenha sentido para você. Isso o brindará com memórias duradouras e será um tesouro no futuro.

Conclusão

O que confere sentido a nossas vidas são nossas emoções, nossos sentimentos. Isso não é diferente para as pessoas com Alzheimer. Embora seu corpo físico e partes de seu cérebro estejam se deteriorando, suas emoções continuam vivas. Consequentemente, as pessoas com Alzheimer podem continuar conectadas com outras pessoas e com o mundo por meio de seus sentimentos, bem até o fim de suas vidas.

Podemos ajudá-las a viver isso de várias maneiras: ao garantirmos que estejam recebendo os cuidados necessários e se sintam seguras, ao estarmos plena e carinhosamente presentes para elas, ao nos envolvermos emocionalmente com elas e ao promovermos oportunidades de expressão criativa por meio das quais possam externar suas emoções.

Tudo isso melhora não só a vida dessas pessoas, mas também a nossa. Por isso, este capítulo não trata somente de caminhos positivos à frente para as pessoas com Alzheimer, mas também de um caminho positivo à frente para nós. Contudo, para que nós possamos seguir adiante, provavelmente precisaremos mudar. Precisaremos nos tornar mais presentes, mais sinceros, emocionalmente, e mais diretos em nossa comunicação com as outras pessoas. Na realidade, precisamos ser mais como nossos entes queridos.

Visualização conduzida

Visualizações podem ser muito proveitosas para as pessoas com Alzheimer, por serem possíveis fontes de prazer e alívio quando alguém já não pode mais realizar certas atividades fisicamente. No entanto, algumas pessoas reagem a visualizações melhor do que outras – por isso, primeiro experimente-as por apenas um ou dois minutos. Provavelmente, a experiência será não só agradável para a pessoa que está sendo conduzida, mas também relaxante para você. Aproveite-a!

O exercício de visualização tem três fases:

- a fase da preparação;
- a visualização conduzida;
- a fase do retorno.

A fase da preparação

- Antes de começar, prepare uma base segura e tranquilizadora para a pessoa; por exemplo, ela pode estar sentada em uma poltrona ou deitada na cama, com você ao seu lado.
- Diga-lhe que ela pode voltar para essa base a qualquer momento e que deve indicar-lhe quando quiser fazer isso.

A visualização conduzida

- Inicie com a visualização "Sentir-se à vontade" (veja a seguir).
- Fique atenta à sua voz – ela deve ser lenta, gentil e tranquilizadora.
- Dê à pessoa tempo suficiente para processar suas instruções.
- Observe a pessoa durante o exercício e permaneça sintonizado com ela.

- Se você tiver qualquer dúvida ou preocupação, verifique-a com a pessoa e atenda seu desejo de continuar ou de parar.

- Após a visualização "Sentir-se à vontade", você pode proceder para uma visualização específica, como a "Movimento" (veja a seguir), ou passar diretamente para a fase do retorno.

- Lembre-se de que esses exercícios de visualização podem ser repetidos muitas vezes, com proveito.

A fase do retorno

- Diga as palavras do tópico "Voltando ao presente" (veja a seguir), dando à sua voz um tom mais prosaico e aumentando um pouco a velocidade da fala.

- Quando você terminar de falar, verifique se a pessoa está plenamente de volta a seu corpo, de olhos abertos e consciente.

- Dê-lhe alguns momentos para se readaptar, antes de fazer outra coisa.

Visualização "Sentir-se à vontade"

Com uma voz lenta, gentil e tranquilizadora, diga o seguinte:

"Feche seus olhos, pare, relaxe e permita que sua mente se acalme.

Sinta seu corpo ancorado na base em que está repousando.

Perceba seu ambiente: sons, temperatura e outros elementos importantes.

Quando você estiver pronto, dirija sua atenção para sua respiração.

Deixe sua respiração desacelerar. Vá com calma...

Ao expirar, deixe o ar descer, fluindo por seu tronco, suas pernas e seus pés.

Sinta como relaxam sua cabeça, seu pescoço e tudo ao longo da espinha dorsal.

Sinta como está relaxando todo o seu corpo.

Agora, comece a imaginar que você está em sua situação perfeita – pode ser real ou na imaginação.

Comece a explorar e a experimentar isso plenamente.

O que você está vendo?

O que você está ouvindo?

O que você está sentindo?

Há algum sabor, algum cheiro?

Tudo isso é perfeito, assim como você quer? Se não, mude para ficar como você quiser.

Há algo mais que você gostaria de incluir e que deixaria a situação ainda melhor?

Esteja consciente de suas sensações e seus sentimentos.

Desfrute desse estado.

Saiba que você pode voltar para essa condição assim que quiser".

Agora, encerre a sessão com "Voltando ao presente" ou passe para a visualização "Movimento".

Voltando ao presente

Diga as frases mais rapidamente, em um tom de voz mais prosaico:

"Quando você estiver pronto, dirija sua atenção de volta para onde você está agora.

Dirija sua consciência para seu corpo e sinta o peso de seu corpo sobre a base que o apoia.

Agora, movimente os dedos de suas mãos, os dedos de seus pés.

Quando você estiver pronto, abra seus olhos.

Olhe em torno de você e tire alguns momentos para ficar plenamente consciente de onde você está e como está se sentindo".

Visualização "Movimento"

Diga o seguinte em uma voz lenta, gentil e tranquilizadora:

"Volte sua atenção para sua respiração.

Deixe sua respiração desacelerar. Vá com calma...

Ao expirar, deixe o ar descer, fluindo por seu corpo, suas pernas e seus pés.

Quando você estiver pronto, imagine passar para uma posição em que você pode mover seu corpo.

Imagine esticar-se, até o limite do possível e do agradável.

Agora, dirija sua atenção a seus pés e a seus dedos, imagine que você começa a movimentá-los, primeiro muito devagar.

Agora seus tornozelos.

E agora suas pernas.

Você sente a liberdade desse movimento?

Agora sua espinha dorsal – sinta como se move suavemente.

E agora seu pescoço – sinta como também se move.

Dirigindo sua atenção agora a seus dedos, imagine que você começa a movimentá-los, primeiro muito devagar.

Agora imagine que você movimenta suas mãos e seus pulsos.

E agora seus braços.

Você sente a liberdade desse movimento?

Agora seus ombros, um pouco, muito suavemente.

Se quiser, imagine movimentar sua cabeça.

Quando tudo estiver solto e livre, imagine movimentar cada parte de você.

Imagine movimentar-se livremente.

Desfrute dessa sensação.

Tome seu tempo... o quanto você quiser...

Saiba que você pode experimentar isso de novo".

Termine a sessão com "Voltando ao presente", ver página 243.

PENSAMENTOS FINAIS

"O amor nunca morre."

Pat

Nesta parte final do livro, apresentei reflexões sobre a jornada que nos levou, a mim e minha mãe, para dois mundos, este mundo e o Outro Mundo, e apreciações dos dons que descobri em ambas as dimensões. Expressei meu maravilhamento com as curas milagrosas que ocorreram dentro de nossa família. Apresentei também informações que coletei – e revelações que tive – durante a busca de conhecimento que iniciei após o fim da nossa jornada do coração e da alma. Articulando tudo que aprendi, eu propus um caminho positivo para as pessoas com Alzheimer e para quem cuida delas seguirem adiante. Quais são, então, meus pensamentos finais?

Morte e o processo de morrer

Apesar, ou talvez por causa, da perspectiva deprimente de três mortes iminentes em minha família, fiz a opção consciente de me preparar e enfrentar o tempo sombrio e difícil que eu sabia que me esperava. Estou muito feliz por ter feito isso. Em vez de experimentar somente aflição e perda, como eu havia esperado, encontrei, para minha grande surpresa, um amor e uma luz que encheram meu coração e minha alma. Esta experiência mudou minha vida.

A maioria das pessoas no mundo ocidental tem se divorciado do processo de morrer, da morte e do luto, e acredito que está na hora de enfrentar esse tema tabu. Muitas vezes, o distanciamento vem do medo, e o medo vem da ignorância. Espero que a história de minha família possa tranquilizar outras pessoas, trazer consolo e dissipar o medo que está tantas vezes associado com a morte e que distancia as pessoas tanto da morte como de seus entes queridos.

Nascimento e morte são os dois lados da mesma moeda e igualmente importantes. Quando nasce uma criança, sabemos que ela precisa receber cuidados integrais nos primeiros anos. Um bebê é amado e alimentado, e cuidamos de todas as suas necessidades físicas e emocionais. Ora, por que não dispensamos esse mesmo nível de cuidado e nutrição a pessoas no fim da vida? As necessidades não são diferentes. É um tempo precioso em que podemos nos conectar com nossos entes queridos de uma maneira muito especial e os ajudar a se prepararem e seguirem adiante para a experiência de uma boa morte.

Salvo casos de acidente, suicídio e morte súbita, morrer é um processo, e, no caso do Alzheimer, um processo demorado. Como mostra a jornada do coração e da alma, quando esse processo é empreendido com consciência, pode se tornar uma experiência verdadeiramente maravilhosa e enriquecedora. A exploração da morte, da consciência e do Outro Mundo brinda-nos com a maior oportunidade de aprender sobre nossas vidas e nossas almas, aqui e agora.

O legado do Alzheimer

Pessoas com Alzheimer no estágio final, despidas de seu ego e inteiramente presentes, podem acessar estados alterados de consciência e estados transcendentais. Nesse Outro Mundo, deixam para trás todas as suas limitações corporais e emocionais, e experimentam puro amor e plena alegria. Além disso, podem trazer até nós a sabedoria e o amor do Outro Mundo, e nós podemos nos envolver com elas em um processo simbiótico de cura que beneficia a todos.

Nossa família

À medida que demos início à nossa jornada do coração e da alma, todas as estrelas na constelação de nossa família foram misteriosamente reconfiguradas em perfeita sincronia e mostraram a interconexão de todas as coisas. Nossa experiência mostra que nunca é tarde para tentar resolver possíveis conflitos. Vislumbro em minha alma que realmente existe um nível mais alto de consciência, que está operando além deste mundo.

Nosso mundo hoje

Ao longo das últimas décadas, o mundo em que vivemos mudou dramaticamente, de predominantemente analógico para digital. O processo digital cada vez mais veloz afeta a maneira como trabalham nossos cérebros, como pensamos e como sentimos. Ele nos priva de nossa preciosa capacidade de permanecer parados, de observar, de recorrer à nossa criatividade natural, de ver sob uma perspectiva mais ampla e de expandir nossa consciência. As múltiplas experiências atemporais associadas com o Alzheimer no estágio final oferecem-nos um caminho de volta para o mundo pelo qual nossa alma, em seu nível mais profundo, está ansiando. Estes são os dons que as pessoas com Alzheimer têm. Estes foram os dons que minha mãe me deu.

Milagre

Para iluminar o que ocorreu na nossa jornada, fui ocasionalmente muito analítica e me baseei no tempo linear. Mas, ao voltar para a essência da história, estou repleta de uma sensação de maravilhamento. Este é o âmago verdadeiro da jornada do coração e da alma.

Um Só Mundo

Estou ciente de que, ao longo deste livro, falei sobre os dois mundos como se estivessem separados, embora, evidentemente, esse não seja o caso. Experimentamos o mundo físico por meio de nossos cinco sentidos exteriores e o Outro Mundo por nosso sentido interior – ambos os mundos são uma parte de nós. O amor abraça ambos os mundos e os une. Dessa forma, quando estamos presentes no momento, quando mantemos nossa mente aberta e nos conectamos com amor no coração, podemos ter o melhor de ambos os mundos, deste e do Outro Mundo, e experimentar a felicidade de Um Só Mundo.

Amor

"O importante é o amor", disse minha mãe. O amor traz alegria e outros sentimentos bons, e podemos fazer dele uma parte de nossas vidas cotidianas ao expressá-lo em tudo que estamos fazendo: ao cuidar de pessoas e coisas, preparar comida, confeccionar objetos, ser criativos, enviar uma bênção, sorrir para alguém. Como reza o ditado: "O importante não é o que você faz, mas a maneira como você o faz". Quando nós mesmos sentimos amor, podemos motivar todas as pessoas em nosso entorno a sentir o mesmo.

Nossa história começou com amor e terminou com amor, e agora passo esta mensagem de AMOR para você!

EPÍLOGO

Refletindo sobre a vida de minha mãe, parece-me que nada se perdeu, mas apenas mudou. Assim como um floco de neve derrete e se torna água, e a água evapora no ar, assim sua vida passou por transformações, mas sua essência permanece.

Embora tenha se completado o estágio da jornada que minha mãe e eu empreendemos juntas neste mundo, a própria jornada não terminou, absolutamente. Quando vejo "pedacinhos flutuando, voando daqui", sei que é mamãe. Ela ainda está comigo, ainda me ensina, ainda me ama...

"O amor nunca morre."

Mamãe

GLOSSÁRIO

(*Observação*: *muitos dos termos aqui não possuem uma definição estrita, estando abertos a outras interpretações.*)

Alma: o Espírito ou Deus que é parte do indivíduo; toda entidade que foi ou será; o verdadeiro *Self* contínuo. Como vem do Espírito, a alma é tanto universal como individual. É a essência espiritual de uma entidade manifesta no plano material. O ser humano é alma – e não adquire uma alma. No plano material, o ser humano procura a manifestação da alma.

Anjo: forma energética de alta frequência que é sentida ou aparece em forma não física. Às vezes também chamado de "auxiliador".

Atenção cuidadosa (*mindfulness*): modo de percepção baseado na atitude de desacelerar e estar conscientemente no momento presente, sem julgamento nem avaliação, proveniente das tradições espirituais e religiosas orientais.

Aura: campo energético que cerca todas as coisas vivas e não vivas. Em seres humanos, pode se estender até um metro além do corpo. Contém antigas e atuais informações físicas, emocionais, mentais e espirituais sobre a pessoa. Pessoas geralmente não percebem a aura, mas curadores e medianímicos são sensíveis a ela. Clarividentes afirmam que podem ver a aura como energia dinâmica que se move e possui todo um leque de cores.

Canal: no mundo da percepção extrassensorial excepcional (PEE), alguém que está em contato com o *outro lado*. Diferentemente de um médium, cuja conexão é de natureza pessoal, um canal está aberto para a sabedoria da fonte mais elevada. Canais transmitem mensagens universais destinadas a beneficiar a todos e ao planeta.

Chacras, sistema de: importante sistema de energia sutil que compreende uma série de chacras ou "centros de força", localizados no corpo físico, principalmente na espinha dorsal. Esses chacras produzem uma energia invisível que permeia o corpo e as camadas da aura, ou seja, o campo humano de energia (CHE). A energia move-se em vórtices como em um leque que aumenta incessantemente. Chacras são considerados os pontos focais para a transmissão e a recepção de energias. Há sete chacras principais e uma série de menores, e cada um tem uma função específica. Um desequilíbrio em um deles terá algum impacto sobre a pessoa. A maioria dos curadores trabalha o equilíbrio da energia nos chacras para proporcionar uma maior sensação de saúde, bem-estar e harmonia.

Chi (qi): energia que passa pelos meridianos do sistema da acupuntura. Essa energia reside dentro do corpo e se estende para fora dele. Por isso, é a ponte entre o corpo físico e os campos energéticos sutis.

Clarissenciência: saber ou pensar claros. Associada ao poder de profecia, vem de uma dimensão não física e é um aspecto da PEE.

Clarividência: capacidade de ver claramente fora do leque normal da visão. Essas informações visuais são acessadas pelo chacra da testa, do terceiro olho. Vem de uma dimensão não física e é um aspecto da PEE.

Cura: processo natural pelo qual se cura o corpo (ou a mente ou o espírito). Isso pode incluir a autocura ou a cura aplicada por outra pessoa, muitas vezes um curador ou terapeuta. A arte da cura visa estimular o processo de cura, para dispor todo o sistema em um estado de maior equilíbrio e harmonia. Curadores fazem isso ao estar presentes, sintonizar-se com a pessoa e conectar-se à Fonte, e depois sentem que a energia irradia através deles.

Dass, Ram: mestre espiritual estadunidense contemporâneo e autor do livro inspirador *Be Here Now* (Esteja aqui agora).

Dissociação: interrupção da consciência ou do funcionamento psíquico normais. Esse estado alterado da consciência faz com que a pessoa esteja "desconectada" daquilo que está acontecendo.

Entidade: alma, mente e corpo (físico ou outros), em sua forma ativa, espiritual.

Esferas, a música das antigas: conceito filosófico que considera as proporções nos movimentos dos corpos celestiais – sol, lua e planetas – como uma forma de música. Essa música não é audível; trata-se de um conceito matemático. Diz a lenda que Pitágoras ouvia a música das esferas e isso levou às suas descobertas matemáticas.

Espírito: consciência pura. Deus é Espírito, e o ser humano vem do Espírito. O Espírito é a vida da alma. O ser humano é alma – uma expressão individual do Espírito.

Experiências de quase morte (EQM): ocorrem quando pessoas são declaradas clinicamente mortas, muitas vezes por causa de uma parada cardíaca, mas se recuperam e mais tarde conseguem descrever o que viram e ouviram durante o tempo em que estavam clinicamente mortas. O ponto de vista, a perspectiva, da pessoa é muitas vezes de uma posição acima de seu corpo. Pesquisas sobre esse fenômeno confirmaram essa conceituação. Frequentemente, uma EQM provoca mudanças nas pessoas: elas já não temem a morte e se tornam menos materialistas e mais espirituais. Recentemente foi introduzido o termo "experiência de morte transitória" (EMT) como descrição mais nítida da situação.

Experiência extracorpórea: sensação de flutuar fora de seu corpo e percebê-lo a partir de um lugar acima ou fora dele. Já que todas as pessoas que tiveram uma EQM relatam que flutuaram acima de seu corpo, parece que essa sensação faz parte da experiência natural de morte, mas também pode ocorrer no curso normal da vida.

Medianímico: pessoa com percepção extrassensorial excepcional (PEE). As informações recebidas podem vir a partir de uma série de diferentes canais sensoriais, como clarividência, clariaudiência ou clarissenciência, ou por telepatia e predição.

Médium: pessoa que entra em contato com os mortos, no *outro lado*. Atua como canal para informações passadas por espíritos no Outro Mundo a partes interessadas neste mundo, e muitas vezes também faz perguntas a espíritos. As mensagens que um médium recebe podem ser transmitidas em diferentes formas: pensamentos, palavras, símbolos, visões, escrita automática, sentimentos, sensações e até mesmo odores. Às vezes, o médium entra em transe e assume a voz, postura e outras características da pessoa falecida cujo espírito está falando.

Mente de macaco: o cérebro tagarela; termo cunhado há mais de 2.000 anos, na China. É utilizada para dissipar a ansiedade e o medo que surgem em razão de ambiguidades e da falta de saber.

Numerologia: estudo dos números e das maneiras ocultas que refletem certas atitudes e tendências de caráter, como uma parte integral do plano cósmico. Nesse sistema, cada letra possui um valor numérico que promove uma vibração cósmica relacionada.

O profeta: coletânea de 26 escritos poéticos, da autoria de Khalil Gibran – artista, filósofo e escritor libanês. Publicado pela primeira vez em 1926 e ainda hoje amplamente lido, o livro apresenta considerações profundas sobre a vida e a condição humana. Ainda hoje, as palavras do Profeta Almustafa são tão reveladoras e relevantes como na época em que o livro foi escrito.

Orbes: pequenas faíscas de luz que aparecem aparentemente do nada e desaparecem de novo tão rápido como apareceram. São consideradas a energia da qual são feitas todas as coisas.

Outro Mundo: embora não exista nenhuma descrição definitiva, vários termos podem ser usados para explicar a ideia: outra realidade, outra dimensão, outro reino, "outro lado", "Espírito".

Percepção extrassensorial excepcional (PEE): recebimento de informações a partir de um sentido não físico; às vezes chamado de sexto sentido ou intuição.

Projeção astral ou viagem astral: uma parte do *Self* deixa o corpo físico temporariamente e viaja no plano astral (na dimensão não física), para depois voltar e se reconectar com o corpo físico. Experimentamos a projeção astral naturalmente em nossos sonhos, mas ela é também algo que pessoas podem realizar enquanto estão plenamente conscientes, embora a maioria dos relatos mostra que ocorre involuntariamente perto do fim da vida.

Registros Akáshicos ou Livro de Vida ou A Biblioteca: metáfora para todas as informações do universo – cada experiência, cada pensamento e cada evento, desde o início dos tempos. Dizem que esse arquivo ou banco de memória existe em um plano não físico chamado de Campo Akáshico, que é o Campo Universal da Consciência. Medianímicos que afirmam ter acessado esses registros dizem que A Biblioteca está sendo constantemente atualizada. Segundo muitos mestres espirituais, o estudo desses livros é um estágio essencial e natural após a morte.

Regressão para vidas passadas: abordagem terapêutica em que o terapeuta usa a hipnose para induzir um estado de profundo transe no paciente ou cliente. Isso permite que a pessoa recupere informações de vidas ou encarnações passadas, geralmente para resolver algum problema nesta vida. O trabalho possui uma base espiritual e implica a fé na reencarnação.

Reencarnação: acredita-se que ocorre quando a alma ou o espírito, depois da morte do corpo, volta para a vida em um corpo recém-nascido. Se for assim, temos muitas vidas, e as anteriores são chamadas de "vidas passadas". Segundo esta crença, antes de encarnar e, enquanto ainda estamos na intervida, escolhemos uma nova situação de vida que nos dará a oportunidade de aprender lições que não aprendemos em uma vida anterior. Disso vem a noção de *karma*.

Sentido interior: meios a partir dos quais experimentamos nosso mundo interior e o Outro Mundo. Não se definem pelo tempo ou pelo espaço. Estados transcendentais, experiências espirituais, estados de sonho, experiências fora do corpo, projeções astrais e todo tipo de PEE passam por nosso sentido interior.

LEITURAS COMPLEMENTARES

LEITURAS RECOMENDADAS

Esta lista de leituras traz informações que irão ampliar sua compreensão sobre a jornada do coração e da alma.

ALEXANDER, Eben. *Proof of Heaven: a Neurosurgeon's Journey into the Afterlife*. Londres: Piatkus, 2012.

BLOOM, William. *The Power of Modern Spirituality: Your Guide to a Life of Compassion and Personal Fulfilment*. Londres: Piatkus, 2011.

BRAYNE, Sue & FENWICK, Peter. *End-of-Life Experiences: a Guide for Carers of the Dying*. Southampton: University of Southampton, 2008. (*e-book*)

_____. *Nearing the End of Life: a Guide for Relatives and Friends of the Dying*. Southampton: University of Southampton, 2013. (*e-book*)

BRENNAN, Barbara Ann. *Hands of Light: a Guide to Healing Through the Human Energy Field*. Nova York: Bantam, 1990.

CHOPRA, Deepak. *Life After Death: the Burden of Proof*. Londres: Rider, 2008.

DAVIS, Brenda. *Journey of the Soul*. Londres: Hodder Paperbacks, 2003.

EDEN, Donna. *Energy Medicine: Balancing Your Body's Energies for Optimal Health, Joy, and Vitality*. Londres: Piatkus, 2008.

FEIL, Naomi. *The Validation Breakthrough: Simple Techniques for Communicating with People with Alzheimer's and Other Dementias*. Baltimore: Health Professions Press, 2002.

FENWICK, Peter & FENWICK, Elizabeth. *The Art of Dying*. Londres: Continuum, 2008.

GREENE, Brian. *The Hidden Reality: Parallel Universes and the Deep Laws of the Cosmos*. Londres: Penguin, 2012.

HAMILTON, David R. *It's the Thought That Counts: Why Mind Over Matter Really Works*. Londres: Hay House UK, 2008.

HOLFORD, Patrick. *The Alzheimer's Prevention Plan: 10 Proven Ways to Stop Memory Decline and Reduce the Risk of Alzheimer's*. Londres: Piatkus, 2005.

KILLICK, John. *Creativity and Communication in Persons with Dementia: a Practical Guide*. Londres: Jessica Kingsley, 2011.

KILLICK, John & ALLAN, Kate. *Communication and the Care of People with Dementia*. Milton Keynes: Open University Press, 2001.

KÜBLER-ROSS, Elisabeth. *On Death and Dying: What the Dying Have to Teach Doctors, Nurses, Clergy and Their Own Families*. Nova York: Scribner, 2014.

LIPINSKA, Danuta. *Person-centred Counselling for People with Dementia: Making Sense of Self*. Londres: Jessica Kingsley, 2009.

McTAGGART, Lynne. *the Field: the Quest for the Secret Force of the Universe*. Shaftesbury: Element, 2003.

_____. *The Bond: How to Fix Your Falling-Down World*. Londres: Hay House UK, 2013.

Moody, Raymond. *Life After Life: the Bestselling Original Investigation That Revealed "Near-Death Experiences"*. Londres: Rider, 2001.

Moorjani, Anita. *Dying to Be Me: My Journey from Cancer, to Near Death, to True Healing*. Londres: Hay House UK, 2012.

PERT, Candace B. *Molecules of Emotion: the Science Behind Mind-Body Medicine*. Nova York: Pocket Books, 1999.

RAZZAQUE, Russell. *Breaking Down Is Waking Up: the Connection between Psychological Distress and Spiritual Awakening*. Londres: Watkins, 2014.

RINPOCHE, Sogyal. *The Tibetan Book of Living and Dying*. Londres: Rider, 2008.

RIX, Brigitte. *I'm Not Dead: I'm Alive Without a Body*. Greenford: Con-Psy Publications, 2011.

SATORI, Penny. *The Wisdom of Near-Death Experiences*. Londres: Watkins, 2014.

SCHWARTZ, Gary E. *The Afterlife Experiments: Breakthrough Scientific Evidence of Life after Death*. Nova York: Simon & Schuster, 2003.

SCHWARTZ, Robert. *Your Soul's Gift Your Soul's Gift: the Healing Power of the Life You Planned Before You Were Born*. Chesterland: Whispering Winds Press, 2012.

SHEARD, David. *Feelings Matter Most* (série). Brighton: Dementia Care Matters Books, 2011-2012.

SHELDRAKE, Rupert. *Dogs That Know When Their Owners are Coming Home: and Other Unexplained Powers of Animals*. Londres: Arrow, 2000.

SIMARD, Joyce. *The End-of-Life Namaste Care Program for People with Dementia*. Baltimore: Health Professions Press, 2013.

TAYLOR, Jill B. *My Stroke of Insight: a Brain Scientist's Personal Journey*. Londres: Hodder & Stoughton, 2008.

TOLLE, Eckhart. *The Power of Now: a Guide to Spiritual Enlightenment*. Londres: Hodder Paperbacks, 2011.

WALSCH, Neale D. *Conversations with God* (série), *Book 1*. Londres: Hodder & Stoughton, 1997.

_____. *Home with God: in a Life That Never Ends*. Londres: Hodder Paperbacks, 2007.

WARNER, Felicity. *The Soul Midwives' Handbook: the Holistic and Spiritual Care of the Dying*. Londres: Hay House UK, 2013.

WILLIAMS, Mark & PENMAN, Danny. *Mindfulness: an Eight-Week Plan for Finding Peace in a Frantic World*. Londres: Piatkus, 2011.

ZEISEL, John. *I'm Still Here*: a New Philosophy of Alzheimer's Care. Londres: Piatkus, 2011.

LEITURAS ADICIONAIS

Esta lista de leituras oferece informações adicionais que facilitarão sua compreensão sobre aspectos mais amplos da história.

BAYS, Brandon. *The Journey: a Practical Guide to Healing Your Life and Setting Yourself*. Nova York: Atrio Books, 2012.

BERG, Yehuda. *The Power of Kabbalah: Thirteen Principles to Overcome Challenges and Achieve Fulfillment*. Londres: Hodder Paperbacks, 2004.

BOHM, David. *Wholeness and the Implicate Order*. Londres: Routledge, 2002.

BOWLBY, John. *Attachment and Loss*, vol. 1. Londres: Pimlico, 1997.

BRAYNE, Sue. *The D-Word: Talking about Dying*. Londres: Continuum, 2010.

CAPRA, Fritjof. *The Tao of Physics: an Exploration of the Parallels Between Modern Physics and Eastern Mysticism*. Londres: Flamingo, 1992.

CARPER, Jean. *100 Simple Things You Could Do to Prevent Alzheimer's and Age-Related Memory Loss*. Londres: Vermilion, 2011.

CHETWYND, Tom. *A Dictionary of Symbols*. Londres: Paladin, 1982.

CHILDRE, Doc L et al. *The HeartMath Solution: the Institute of HeartMath's Revolutionary Program for Engaging the Power of the Heart's Intelligence*. São Francisco: HarperOne, 2000.

CURRIVAN, Jude & LÁSZLÓ, Ervin. *Cosmos: a Co-Creator's Guide to the Whole World*. Londres: Hay House UK, 2008.

DASS, Ram. *Be Here Now*. Londres: HarperCollins, 2010.

DILTS, Robert et al. *Beliefs*. Carmarthen: Crown House, 2012.

DOSSEY, Larry. *Healing Beyond the Body: Medicine and the Infinite Reach of the Mind*. Londres: Piatkus, 2009.

DOSSEY, Larry. *One Mind: How Our Individual Mind Is Part of a Greater Consciousness and Why It Matters*. Londres: Hay House UK, 2013.

DYER, Wayne. *The Power of Intention*. Londres: Hay House UK, 2010.

EDWARDS, Gill. *Living Magically:* a New Vision of Reality. Londres: Piatkus, 2009.

EMOTO, Masaru. *The Hidden Messages in Water*. Nova York: Pocket Books, 2005.

FOUNDATION FOR INNER PEACE. *A Course in Miracles*. Mill Valley: The Foundation for Inner Peace, 2008.

GAWAIN, Shakti. *Creative Visualization: Use the Power of Your Imagination to Create What You Want in Your Life*. Novato: New World Library, 2002.

GERBER, Richard. *Vibrational Medicine*. Rochester: Bear & Company, 2001.

GIBRAN, Khalil. *The Prophet*. Londres: Pan, 1991.

GRAY, John. *Men are from Mars, Women are from Venus: the Classic Guide to Understanding the Opposite Sex*. Londres: Harper Element, 2012.

HAMILTON, David. *How Your Mind Can Heal Your Body*. Londres: Hay House UK, 2008.

HAY, Louise. *You Can Heal Your Life*. Londres: Hay House UK, 2004.

HICKS, Esther & HICKS, Jerry. *Ask and It Is Given: Learning to Manifest Your Desires*. Londres: Hay House UK, 2008.

HOLFORD, Patrick & Burne, Jerome. *The 10 Secrets of Healthy Ageing: How to live longer, look younger and feel great*. Londres: Piatkus, 2012.

JAMES, Oliver. *Contented Dementia*. Londres: Vermilion, 2009.

JUNG, Carl G. *Man and His Symbols*. Londres: Picador, 1978.

_____. *Memories, Dreams, Reflections*. Londres: Flamingo, 1995.

KABAT-ZINN, Jon. *Full Catastrophe Living*. Londres: Piatkus, 2013.

KATIE, Byron. *Loving What Is:* Four Questions That Can Change Your Life. Londres: Rider, 2002.

KING, Serge Kahili. *Kahuna Healing.* Wheaton: Quest, 1983.

LÁSZLÓ, Ervin. *Science and the Akashic Field: an Integral Theory of Everything.* Rochester: Inner Traditions, 2007.

LA TOURELLE, Maggie. *Principles of Kinesiology.* Londres: Singing Dragon, Londres, 2013.

LEININGER, Bruce & LEININGER, Andrea. *Soul Survivor: the Reincarnation of a World War II Fighter Pilot.* Londres: Hay House UK, 2010.

_____. *Healing into Life and Death.* Londres: Random House, 1989.

_____. *Who Dies?* Nova York: Anchor Books, 1982.

LINN, Denise. *Pocketful of Dreams.* Londres: Piatkus, 1993.

LIPTON, Dr. Bruce. *The Biology of Belief: Unleashing the Power of Consciousness, Matter, and Miracles.* Londres: Hay House UK, 2011.

MCGILCHRIST, Iain. *The Master and His Emissary: the Divided Brain and the Making of the Western World.* New Haven: Yale University Press, 2012.

MILLER, Alice. *The Drama of Being a Child: the Search for the True Self.* Londres: Virago, 2008.

O'CONNOR, Joseph & McDermott, Ian. *Principles of NLP.* Londres: Singing Dragon, 2013.

PECK, M. Scott. *The Road Less Travelled: a New Psychology of Love, Traditional Values and Spiritual Growth.* Londres: Rider, 2008.

ROBBINS, Tony. *Awakening the Giant Within: How to Take Immediate Control of Your Mental, Emotional, Physical and Financial Destiny!* Nova Yorque: Pocket Books, 2001.

ROBERTS, Jane. *The Seth Material: the Spiritual Teacher that Launched the New Age.* Nova York: New Awareness Network Inc., 2001.

SHELDRAKE, Rupert. *The Presence of the Past.* Nova York: Park Street Press, 2012.

SKYNNER, Robin & CLEESE, John. F*amilies and How to Survive Them.* Nova Délhi: Cedar Books, 1993.

SMITH, Huston. *The World's Religions.* São Francisco: HarperOne, 2009.

TALBOT, Marianne. *Keeping Mum*: *Caring for Someone with Dementia.* Londres: Hay House UK, 2011.

THURMAN, Robert (tradutor). *The Tibetan Book of the Dead.* Londres: Penguin, 2006.

WOOLGER, Roger J. *Other Lives, Other Selves: A Jungian Psychotherapist Discovers Past Lives*. Londres: Bantam, 1988.

WOOTEN-GREEN, Ron. *When the Dying Speak: How to Listen to and Learn from Those Facing Death*. Loyola Press: Chicago, 2003.

DVD

ARNTZ, Will *et al. What the Bleep Do We Know!?*. Lord of the Wind Films, 2004.

OUTRAS FONTES DE INFORMAÇÃO

REINO UNIDO

Age Concern: www.ageuk.org.uk

The Alzheimer Society UK: www.alzheimers.org.uk (traz informações sobre *Singing for the Brain*).

The Association for Therapeutic Healers: www.healers-ath.org

Care Quality Commission: www.cqc.org.uk

Citizens Advice Bureau: www.adviceguide.org.uk

The Confederation of Healing Organizations: www.the-cho.org.uk

Dementia Care Matters: www.dementiacarematters.com

Dementia Challengers: www.dementiachallengers.com

Dementia UK: www.dementiauk.org

Felicity Warner, Soul Midwives: www.soulmidwives.co.uk

Hermione Elliott, Living Well Dying Well: www.livingwelldyingwell.net

Innovations in Dementia CIC: www.innovationsindementia.org.uk

The National Council for Palliative Care: www.dyingmatters.org

William Bloom Courses on Dying (Passing Over) and becoming a Spiritual Companion: www.williambloom.com

Apoio em situação de luto

The British Association for Counselling and Psychotherapy: www.bacp.co.uk

Cruse: www.crusebereavementcare.org.uk

Samaritanos: www.samaritans.org

INTERNACIONAL

Alzheimer Association: www.alz.org

Being with Dying: www.upaya.org/bwd

HeartMath: www.heartmath.com

Namaste Care Program for People With Dementia: www.namastecare.com

FOTOS

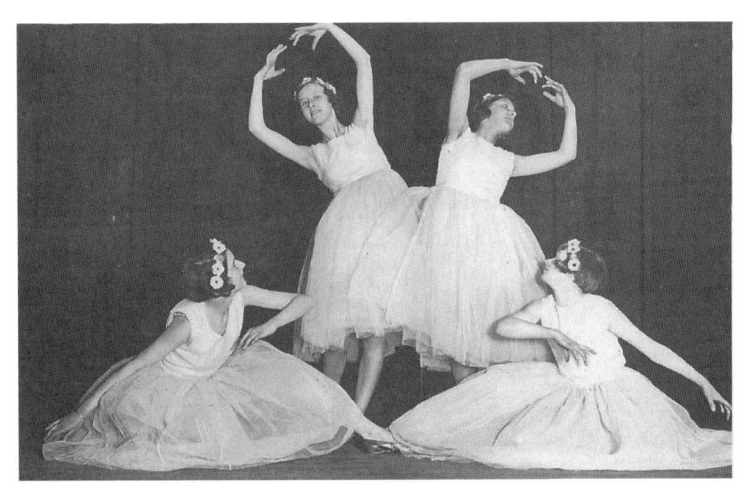

Mamãe (à direita, em pé), durante uma apresentação amadora em Ayrshire, cerca de 1938.

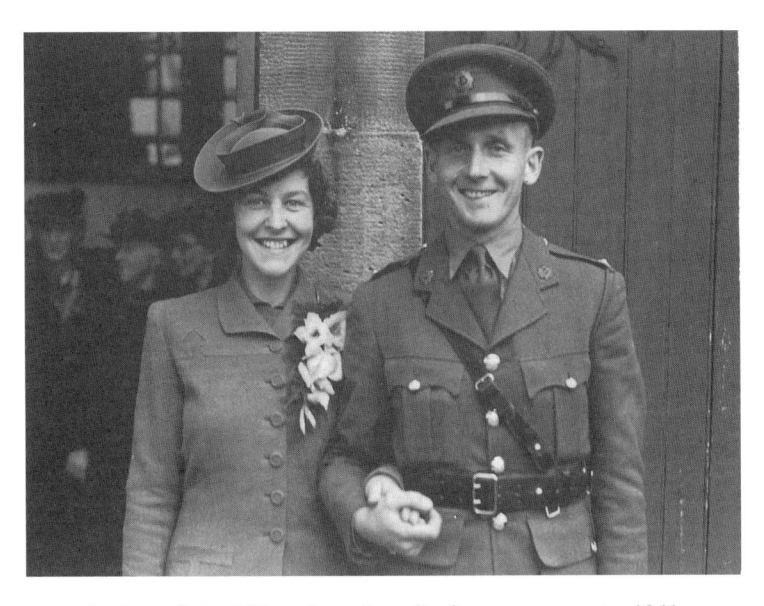

Pat (mamãe) e William (papai) no dia de seu casamento, 1941.

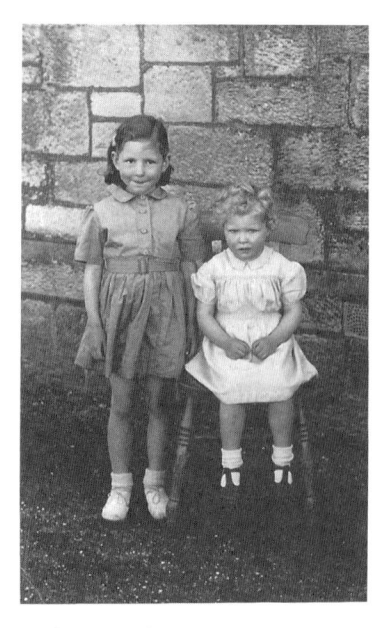

Eu (à esquerda) e minha irmã, 1949.

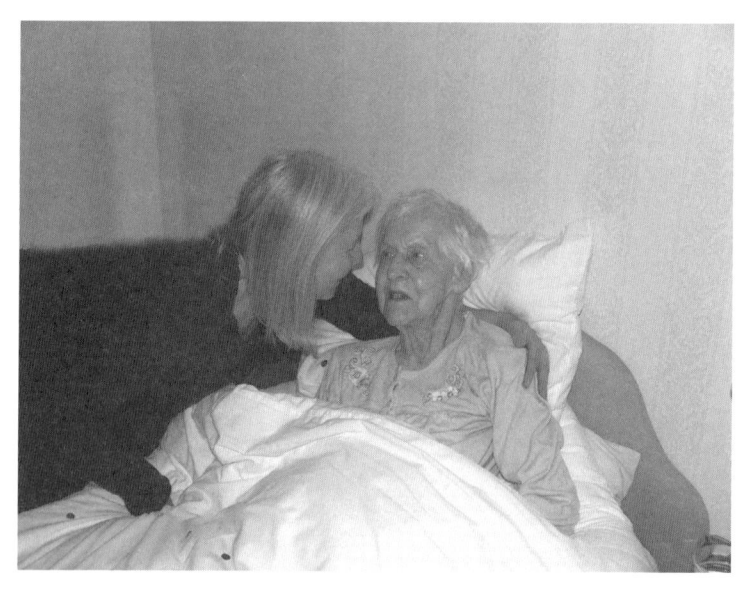

Eu e mamãe, 2006.